高原卫生健康

主　编　刘永年

副主编　刘辉琦　杨应忠

编　委　（按姓名汉语拼音排序）

党占翠　李　琳　李润花

刘辉琦　刘永年　马艳艳

彭　雯　邢永华　杨应忠

北京大学医学出版社

GAOYUAN WEISHENG JIANKANG

图书在版编目（CIP）数据

高原卫生健康 / 刘永年主编 . —北京：北京大学
医学出版社，2022.9
ISBN 978-7-5659-2560-3

Ⅰ . ①高… Ⅱ . ①刘… Ⅲ . ①高原－卫生保健
Ⅳ . ① R188

中国版本图书馆 CIP 数据核字（2021）第 274089 号

高原卫生健康

主　　编：刘永年
出版发行：北京大学医学出版社
地　　址：（100191）北京市海淀区学院路 38 号　北京大学医学部院内
电　　话：发行部 010-82802230；图书邮购 010-82802495
网　　址：http://www.pumpress.com.cn
E-mail：booksale@bjmu.edu.cn
印　　刷：北京瑞达方舟印务有限公司
经　　销：新华书店
责任编辑：刘云涛　　责任校对：靳新强　　责任印制：李　啸
开　　本：787 mm×1092 mm　1/16　印张：13.25　字数：171 千字
版　　次：2022 年 9 月第 1 版　2022 年 9 月第 1 次印刷
书　　号：ISBN 978-7-5659-2560-3
定　　价：58.00 元

前　言

　　青藏高原地域辽阔、资源丰富，经济和战略地位十分重要。青藏高原被称为世界的"第三极"。这里风光雄伟壮美，高山碧水，雪域风情，民族宗教文化多元，令人向往。如今，这里交通便利，吸引着越来越多的人来此工作、生活、旅游观光。但是高原环境恶劣，对人体有明显的影响，主要的影响因素包括低压、低氧、寒冷、大风、干燥、强紫外线等，其中低氧对人体的影响最为显著。从平原地区进入青藏高原的人群面临着对低氧习服和适应的问题。高原环境客观存在，认识和适应高原环境，科学地工作、生活和旅游，是非常重要的。

　　21世纪人们追求健康、追求幸福美好生活。健康是人的权利，健康是全民的责任，健康是人类生存的前提。健康是促进人的全面发展的必然要求，是经济社会发展的基础条件，是民族昌盛和国家富强的重要标志，也是广大人民群众的共同追求。2016年，全国卫生与健康大会提出："没有全民健康，就没有全面小康。要把人民健康放在优先发展的战略地位，以普及健康生活、优化健康服务、完善健康保障、建设健康环境、发展健康产业为重点，加快推进健康中国建设，努力全方位、全周期保障人民健康，为实现'两个一百年'奋斗目标、实现中华民族伟大复兴的中国梦打下坚实健康基础。"基于这样的考虑，我们组织高原医学方面的相关研究者和临床医生，根据最新的研究成果编写了《高原卫生健康》。该书分5章，分别为高原及高原医学概论、高原卫生健康保健、进入高原前的准备及初入高原人群健康保障、高原环境下的人群饮食、高原心理卫生防治，具有较强的科学性、系统性、实用性和可操作性。

该书主要面向高原地区世居者、移居者和旅游者，尤其是高原地区旅游者，使他们有充沛的精力和良好的体能参与旅游活动，这也是高原卫生保健的关键所在。本书的编写、出版发行得到青海省科技厅的青海省科技支撑计划——高原病易感性筛查与大数据建立及应用研究课题经费支持（课题编号：2015-SF-124），在此表示感谢。由于水平有限，加之时间仓促，错误纰漏在所难免，恳请大家不吝指出，我们不胜感谢。

编　者

2021 年 10 月

目 录

第一章

高原及高原医学概论

高原概述

一、高原的概念

地理学上，将海拔在 500 m 以上，顶面平缓、起伏较小、面积辽阔的高地叫高原；而把起伏较大、顶端尖削的高地叫高山。医学上则把海拔在 3000 m 以上能够引起人体产生明显生物学效应的地区作为高原。世界上海拔 3000 m 以上的高原面积为 400 万 km²，占陆地面积的 2.5%。我国 3000 m 以上高原地区占陆地面积的 1/6。为进一步确立高原的定义，2004 年在中国青海省西宁市召开的第六届国际高原医学大会上，各国学者经充分地讨论，确定了海拔 2500 m 以上为高原。国际上高原医学学者们根据人体暴露于高原环境时出现的生理和病理学反应，将海拔划分为以下几个级别。

（一）低海拔

低海拔（low altitude）是指海拔高度在 500 ~ 1500 m，人体暴露于低海拔环境时，无任何生理学改变。

（二）中度海拔

中度海拔（moderate altitude）是指海拔高度在 1500 ~ 2500 m，当人体进入这类海拔地区时，一般无任何症状或者仅出现轻度症状，如呼吸频率和心率轻度增加，运动能力略有降低，肺气体交换基本正常。除了极少数人对缺氧特别易感外，很少有人发生高原病。

（三）高海拔

高海拔（high altitude）是指海拔高度在 2500 ~ 4500 m，多数人进入这类海拔地区时会出现明显的缺氧症状，如呼吸和脉搏频率增加、头痛、食欲缺乏、睡眠差、动脉血氧饱和度低于 90%，甚至发生急性高原病。

（四）特高海拔

特高海拔（very high altitude）是指海拔高度在 4500 ~ 5500 m，进入特高海拔地区时缺氧症状会进一步加重，动脉血氧饱和度一般低于 60%，运动和夜间睡眠期间可出现严重的低氧血症。进入特高海拔地区时应采用阶梯式或阶段性适应方式，否则易发生高原肺水肿、高原脑水肿等严重的急性高原病。

（五）极高海拔

极高海拔（extreme altitude）是指海拔高度高于 5500 m，人类长期居住或执行任务的地区海拔一般不超过 5000 m。进入海拔高于 5500 m 地区的人，多为探险登山运动员，停留时间也很短。到达极高海拔地区时，机体的生理功能会出现进行性紊乱，常失去机体内环境自身调节功能，出现极严重的高原反应，显著的低氧血症和低碳酸血症。动脉血氧饱和度下降到 50% 以下，常常需要额外供氧。

二、高原环境的特点

高原地区有其特殊的自然环境特点，包括气候、地貌、植被、土壤、水文等。高原环境是指高原地区所处的各种自然因素的总和。高原环境对机体的影响因素包括低压、低氧、寒冷、大风、干燥、强紫外线等，其中低氧是影响机体的最主要因素。

（一）高原地形（地貌）特点

高原与平原的主要区别是海拔较高，周边以明显的陡坡为界，以完整的大面积隆起区别于高山，为面积较大、地形开阔、顶面起伏较小、外围又较陡的高地。如青藏高原东边与四川盆地、北边与河西走廊和塔里木盆地、南边和西南边与印度平原都有相对明显的界限。

高原的地形、地貌变化很大，有的高原表面宽广平坦、地势起伏不大，有的高原由于遍布高山而山峦起伏，地势变化较大。青藏高原由于面积大，在其上布满不同走向的高山，从北到南依次有祁连山、阿尔金山、昆仑山、阿尼玛卿山、巴颜喀拉山、唐古拉山、念青唐古拉山、冈底斯山以及横断山脉等，这些山脉多为东西走向或西北 - 东南走向。高原上的山脉使高原呈现叠峦起伏的地形地貌，把高原切割成不同的区域，在一定的小区域范围内又呈现出相对比较平缓的特点，即"高原上的平原"。

除了山脉以外，高原的地形地貌还与高原上的河流、湖泊、冰川、植被等的分布有关。

（二）高原气候特点

高原气候是指高原地区所形成的特殊气候环境。

1. 低气压　大气压随高度的变化而变化，组成大气中各种气体的分压，亦随高度的变化而变化。高原地区大气中的含氧量和氧分压随高度增加而递减，人体肺泡内氧分压也降低，因而动脉血氧分压和饱和度也随之降低。

大气压随海拔高度增加而降低。一般情况下，海拔每升高 100 m，大气压大致降低 7.455 mmHg，而水的沸点则下降 0.33 ℃。在海拔 5000 m，大气压为 405 mmHg，氧分压只有 85 mmHg，水的沸点下降到 83 ℃。大气压是由组成大气的各种气体成分共同形成的压力，其中由氧产生的压力称为大气氧分压（PBO_2）。由于组成大气的各气体成分的体积百分比在一定高度内基本保持恒定不变，但随大气压降低，大气中单位体积的氧分子密度降低，由氧所产生的压力降低，即 PBO_2 减小。PBO_2 与大气压的关系为：$PBO_2 = PB \times 20.94\%$。人体吸入的空气经过呼吸道时被水蒸气饱和，所以吸入气氧分压（PiO_2）要低于大气氧分压（PBO_2），而肺泡气氧分压（PAO_2）由于受呼吸影响，则进一步降低。

$$PAO_2 = (PB - 47) \times 0.2094 \frac{PaCO_2}{R}$$

式中，PAO_2 为肺泡气氧分压；PB 为大气压（760 mmHg）；47 为体温 37 ℃时饱和水蒸气压 47 mmHg；0.2094 为大气中氧气体积百分比；$PaCO_2$ 为动脉血 CO_2 分压；R 为呼吸商，取近似值时，R = 0.85。

由于 PBO_2 的大小只取决于大气压，因此随海拔高度增加，吸入气氧分压（PiO_2）和肺泡气氧分压（PAO_2）也随之降低（表1-1），肺内气体交换、氧在血液的运输、组织氧的弥散等都将受到影响，从而引起组织、细胞供氧不足，造成机体缺氧。另外，大气压还随地球不同地区纬度、季节、温度、湿度的变化而改变。

表1-1 大气压、大气氧分压、吸入气氧分压、肺泡气氧分压和动脉血氧饱和度（SaO_2）与海拔高度的关系

海拔高度（m）	PB（mmHg*）	PBO_2（mmHg）	相当海平面氧分压（%）	PiO_2（mmHg）	PAO_2（mmHg）	SaO_2（%）
0	760	159	100	149	105	95
1000	680	140	88	130	90	94
2000	600	125	78	115	70	92
3000	530	110	69	100	62	90
4000	460	98	61	88	50	85
5000	405	85	53	75	45	75
6000	355	74	46	64	40	70
7000	310	65	41	55	35	60
8000	270	56	35	46	30	50
9000	230	48	30	38	< 25	< 40

* 1 mmHg=0.133 kPa

高原缺氧是指机体由平原进入海拔 2500 m 以上高原低压、低氧环境中或由高原进入更高海拔高原时所表现的一种缺氧状态，属低张性缺氧。高原缺氧与高原低氧不同，前者是指机体所处的一种状态，后者则是指高原环境的一种自然气候状态。海拔越高，大气氧分压越低，缺氧越重。机体对缺氧的反应，除与缺氧程度（即海拔高度）有关外，还取决于缺氧的速度和时间。

根据缺氧的速度和时间可把高原缺氧分为不同类型。

（1）急性缺氧：数分钟、数小时至数天的缺氧过程。

（2）慢性缺氧：数周、数年乃至数十年或反复处于低氧环境中而产生的机体缺氧过程。急性缺氧与慢性缺氧并无严格而明确的界限。

（3）终生缺氧：出生并永久生活在高原的平原移居者的后代。

（4）世代缺氧：世代居住在高原并已经适应在高原生存的人。

2. 寒冷、风大、干燥　高原环境对人体的另一种威胁是寒冷。气温随海拔高度的增加而降低，即每增高 1000 m 气温平均下降 6.5 ℃。我国青藏高原平均海拔在 4000 m 以上，气温一般较低，例如青海省西宁地区（平均海拔 2260 m）全年平均气温为 5.8 ℃，可可西里的五道梁（平均海拔 4640 m）年均气温为 −5.9 ℃，西藏拉萨地区（平均海拔 3640 m）地区年均气温为 5 ℃，那曲地区（平均海拔 4520 m）年均气温为 −4.1 ℃。高原大部分地区空气稀薄、干燥少云，白天地面接收大量的太阳辐射能量，近地面层的气温上升迅速，晚上地面散热极快，地面气温急剧下降。因此，高原一天当中的最高气温和最低气温之差很大，有时一日之内，历尽寒暑，白天烈日当空，气温有时高达 20 ~ 30 ℃，而晚上及清晨气温可降至 0 ℃以下。因此，高原低氧和低温的双重作用极易导致体温调节受损和水分丧失，以及皮肤、肌肉、关节的损伤，影响呼吸、循环和神经系统的功能，甚至导致冻伤和高原病的发生。随着海拔的升高，气流的速度增大，大气中水蒸气的分压也降低。高原风速大，体表散失的水分明显高于平原，尤以劳动或剧烈活动时呼吸加深、加快及出汗水分散失为甚。由于高原大气压低，水蒸气压降低，空气中的水分含量随着海拔高度的增加而递减，故海拔越高气候越干燥，空气湿度越低。青藏高原相对湿度在 20% ~ 80%，平均相对湿度不到 50%，冬季常为零。同时由于高原缺氧及寒冷等利尿因素的影响，使机体水分含量减少，致使呼吸道黏膜和全身皮肤异常干燥，防御能力降低，容易发生咽炎、干咳、口唇干裂、鼻出血和皮肤皲裂等，冬季尤为明显。

3. 强紫外线 高原地区太阳辐射强、日照时间长。在高原由于空气稀薄，水汽及尘埃较少，紫外线被大气吸收减少，辐射强度增加。紫外线是太阳辐射的组成部分，波长范围为 200 ~ 400 nm。在海拔 4000 m 以上的高原，紫外线量较平原增加 2.5 倍。在雪线以上和冰雪覆盖的高山，由于辐射增加，人体所接受的紫外线辐射量和强度明显增加。海拔越高强度越大，海拔 1500 m 以上，每升高 300 m 紫外线强度增加 4%。强烈持久的紫外线辐射可损伤眼睛和皮肤，引起眼角膜与结膜的损伤和炎症、白内障、皮肤瘙痒、日光性皮炎，出现皮肤损伤、脱皮等改变。

三、世界各主要高原的分布情况

高原分布甚广，连同所包围的盆地一起，大约共占地球陆地面积的 45%，而海拔 1000 m 以上高原面积占整个地球陆地面积的 28.1%，其中海拔 3000 m 以上的高原面积为 400 万 km^2，占陆地面积的 2.5%。高原在世界各洲的分布也不均等，其中欧洲海拔 500 m 以上高原面积仅占 17%，亚洲则占 50% 以上，而南极洲由于几乎全部大陆被冰川覆盖，高原面积占 93% 以上。世界上有十大高原，海拔最高的高原是中国的青藏高原，面积最大的高原为南极冰雪高原（表 1-2）。世界各主要高原的分布情况如下：

表 1-2　世界十大高原海拔、面积与位置

名称	平均海拔（m）	面积（万km^2）	位置
青藏高原	4500	250	亚洲
帕米尔高原	4000	10	亚洲
玻利维亚高原	3800	35	南美洲
南极冰雪高原	2500	1239	南极洲
埃塞俄比亚高原	2200	45	非洲
墨西哥高原	2000	35	北美洲
云贵高原	2000	30	亚洲
亚美尼亚高原	2000	30	亚洲
格陵兰冰雪高原	1900	187	北美洲
巴西高原	800	500	南美洲

（一）亚洲高原

亚洲主要有青藏高原、帕米尔高原、蒙古高原、黄土高原、云贵高原、伊朗高原、安纳托利亚高原、德干高原、阿拉伯高原、中西伯利亚高原等。以下简要介绍我国境内高原。

1. 青藏高原　青藏高原地域辽阔，地貌复杂多样，地势高峻，高山峡谷，山脉绵延，纵横交错，是世界上海拔最高的高原，由青海、西藏全境和四川西部、甘肃甘南、云南滇北地区等组成，总面积约 257 万平方千米，占全国国土面积的 23%，平均海拔 4500 m 左右，总人口约 1200万人，有"世界屋脊"和"第三极"之称，是亚洲许多大江、大河的发源地。青海高原位于青藏高原东北部，深居内陆，地势高耸，地形复杂，高山、高原、盆地和谷地交错，构成了奇异壮观的高原大自然环境。青海省内西部最高，向东倾斜降低，主要由祁连山地、柴达木盆地和青南高原三个地区构成。全区域最高海拔 7720 m，最低海拔 1800 m，平

均 3500 m。西藏高原平均海拔 4000 m，被喜马拉雅山、昆仑山及唐古拉山所环抱，全区域西北高东南低，由藏北高原、藏南谷地、藏东高山峡谷及喜马拉雅山等构成。

2. 帕米尔高原 位于亚洲中部，分布在中国、哈萨克斯坦、吉尔吉斯斯坦、乌兹别克斯坦、塔吉克斯坦、阿富汗、巴基斯坦和克什米尔地区，是天山、昆仑山、喀喇昆仑山、兴都库什山和喜马拉雅山的汇集中心，为一区域辽阔的山地，平均海拔 4000 m，山峰多在 5000 m 以上。喀喇昆仑山向东南延伸，与青藏高原的阿里地区接壤。高原山势险峻，地形复杂。

3. 蒙古高原 位于蒙古国境内和我国的内蒙古、甘肃、宁夏和黑龙江部分地区，海拔 1000 ~ 2000 m。

4. 黄土高原 位于内蒙古高原的南部，西起祁连山东端，东至太行山脉，南抵秦岭，海拔 800 ~ 2000 m。

5. 云贵高原 位于我国西南部，包括云南省东部、贵州省全境，广西西北部和四川、湖南、湖北等省边境，地势西北高、东南低，崎岖不平，高原中多山间盆地，海拔 1000 ~ 2000 m。

（二）南美洲高原

巴西高原是南美洲东部位于巴西境内的广阔高原，面积为 500 多万 km²，是世界上面积第二大的高原。巴西高原位于南美大陆东部，介于南纬 5° ~ 30°，北邻亚马逊平原，西接安第斯山麓，南与拉普拉塔平原相连，东临大西洋。地表起伏比较平缓，地势向北和西北倾斜，大部分具有上升准平原特征，海拔为 300 ~ 1500 m。玻利维亚高原位于南美洲，平均海拔 3800 m，面积为 35 万 km²。中部为山谷地区，农业发达，许多大城市集中于此。高原北部土地肥沃，为人口聚居区；南部是干燥的沙漠地带，人烟稀少。厄瓜多尔高原位于安第斯山脉北部，在厄瓜多尔境内，赤道附近。平均海拔为 3000 m，面积为 15 万 km²。常年积雪，最高点为钦博拉索山，海拔为 6310 m，是离地心最远的地方。南美洲安第斯山脉属于科迪勒拉山系，纵贯南美大陆的西部，长约 9000 km，有许多海拔 6000 m 以上终年积雪的山峰，其中分布着许多座活火山，最高峰海拔 6959 m，是世界上最高的死火山。

（三）南极冰雪高原

南极冰雪高原是世界上地理纬度最高、地跨经度最广、面积最大的冰雪高原，陆地面积为 1239 万 km²，约占世界陆地总面积的 9.4%，平均海拔 2350 m。南极洲 98% 的地域终年为冰雪所覆盖，冰盖平均厚度 2000 ~ 2500 m，最大厚度为 4800 m，它的淡水储量约占世界总淡水量的 90%，世界总水量的 2%，如果南极冰盖全部融化，地球平均海平面将升高 60 m，我国东部将被淹没在一片汪洋之中。全洲仅 2% 的土地无长年冰雪覆盖，被称为南极冰雪高原的"绿洲"，是动植物主要生息之地。南极分为东、西两部分，东南极约占全洲面积的 2/3，基本上是一个隆起的高原，西南极有一系列雄伟的山脉分布。

高原环境对机体的影响

高原环境对机体的影响因素包括低气压、低氧、寒冷、干燥、大风、强辐射（主要是紫外线）等，而对人类生命活动影响最大的是低氧引起的机体缺氧。人进入高原后，受到低氧等诸多因素的影响，全身各系统从器官水平到分子水平，从功能到组织结构，都发生了一系列的改变。其改变的程度、相应症状的轻重以及持续时间的长短，与海拔高度、个体差异等因素有关。根据有关资料，高原特殊环境对人体的影响主要表现在以下几个方面。

一、对呼吸系统的影响

初到高原低氧环境，人类抗衡低氧最有效、快速的手段就是加强呼吸，增强肺通气、换气功能，以缓解机体缺氧。人进入高原后，肺通气量立即增加，主要是潮气量增加。缺氧引起通气量增加称为低氧通气反应（hypoxic ventilatory response，HVR）。低氧通气反应是机体急性缺氧时重要的代偿反应，其意义在于：①调动未参与换气的肺泡，以增大肺进行气体交换的面积，提高氧的弥散，使动脉血氧分压（PaO_2）和动脉血氧饱和度（SaO_2）升高；②增加新鲜空气的摄入量，从而提高肺泡气氧分压（PAO₂），降低肺泡气二氧化碳分压（PACO₂）；③增大呼吸深度，胸廓动度增大，胸腔负压增加，促进静脉回流，回心血量增多，促使肺血流量和心排出量增加，有利于气体在肺内的交换和氧在血液的运输。通过上述途径的代偿反应，从而提高 PaO_2，增加氧气交换的效率，改善组织缺氧。

肺通气量随海拔的上升而增加，但究竟海拔上升到多高时肺通气量开始增加，还存在分歧。Hultgren 指出海拔升高至 1500 m 时肺通气开始增加，但不会立即达到最大限度，一般超过 3050 m 时通气量才会明显增加。通常急进高原后几小时内就发生通气增加，并在第一周内迅速增加，超过高原世居者 20%，随着在高原居住时间的延长及习服（详见本章第三节）机制的建立，通气量不再进一步增加，趋于平稳，但仍高于当地高原世居者。正常人高原缺氧所引起的过多通气是呼吸深度的增加，而非呼吸频率的增快，但急性高原病患者的呼吸则快而浅。少数人从平原快速进入 3000 m 以上的高原时，可发生高原肺水肿，这可能与个体的基因易感性有关。

高原低氧可导致睡眠呼吸紊乱，其发生率随着海拔的上升而增加。高原睡眠时，特征性的呼吸变化是周期性呼吸，并可伴有呼吸暂停，同时有频繁的觉醒、气短、多梦。

二、对循环系统的影响

初到高原或急性缺氧，心率明显增加，并随海拔上升而增加。在模拟海拔 4000 ~ 4600 m，静息心率可比平原增加 40% ~ 50%。这种心率增加反应一般在进入高原头 3 天至 1 周左右时间内，随着在高原停留时间的延长，心率逐渐降低，最后恢复至接近平原水平，此时间可能需要数月，但有明显的个体差异。缺氧引起心率加快，可能与缺氧对外周化学感受器的刺激、交感神经兴奋、过度通气引起的肺牵张反射等因素有关。

初进高原时多数人血压变化不大，部分进入高原的人血压可以升高或降低，多数表现为血压升高，一般以舒张压升高为主，而严重缺氧时血压可明显降低。随着对高原环境的适应，血压可恢复至原来水平。长期居住在高原的移居者血压变化很不规律，部分人血压升高，部分人反而降低。

高原低氧环境主要影响肺循环 - 右心系统。肺循环是一个低压力、低阻力和高容量系统。具体来说，正常肺循环具有以下特点：①流量大（相当于体循环的血流量）；②压力低（静息时的肺动脉压为 1.6 ~ 2.0 kPa，仅为体循环压的 1/6）；③阻力低（约 100 dyne · s · cm^{-5}）；④容量大（肺循环血容量约为 450 ml，约占全身血量的 9%）。当某部分肺泡气氧分压降低及混合静脉血的氧分压降低时，可引起该部位肺小动脉收缩，使血流转向通气充分的肺泡，称为低氧性肺血管收缩（hypoxic pulmonary vasoconstriction，HPV），是肺循环独有的生理代偿现象。在静息状态下平原健康人平均肺动脉压大约为 15 mmHg，肺血管阻力大约为 1.6 mmHg/（L · min）。当人快速进入高原后，由于低氧性肺血管收缩，肺动脉压迅速升高，这是机体适应低氧环境的一种生理性代偿反应。而肺动脉高压的发生和发展存在着显著的个体及种族差异，高原地区不是每个人都具有肺动脉高压的病理特征，即使有肺动脉高压，其症状一般较轻或无任何临床症状，能完成各种重体力劳动。然而，有少数人进入高原后会即刻出现显著的肺动脉高压，甚至有些对低氧特别敏感者，其肺动脉压可接近、达到或超过体循环压，并导致急性高原肺水肿。在高原尤其是特高海拔地区（＞ 4500 m），心率可增至 85 ~ 90 次 / 分（平原地区 75 次 / 分），平均肺动脉压可升至

25 ~ 35 mmHg（平原地区为 15 mmHg）。肺血管收缩的部位主要发生在肺毛细血管之前，即发生在肺动脉尤其是中小动脉。长期持续的肺动脉高压易致肺血管结构发生改变，如肺细小动脉壁平滑肌细胞增生、管壁增厚、循环阻力增加，从而出现明显的右心室肥厚、右心衰竭，导致高原性心脏病的发生。

高原低氧对脑循环也有影响。急性缺氧时，由于氧分压下降，组织中无氧代谢增强，其代谢产物大量堆积引起血管舒张，脑血流量增加，进而颅内血管充血扩张，通透性增加，形成脑水肿，导致大脑皮质功能障碍，发生高原昏迷。

三、对神经系统的影响

急性缺氧时，早期神经系统整体兴奋性增加，如情绪紧张、易激动、欣快感等，继而可引起头痛、头晕、乏力、入睡困难、失眠、动作不协同、思维能力减退、判断能力和自主能力减弱、情绪激动甚至精神错乱等。进入较高海拔地区引起严重缺氧时，中枢神经系统功能抑制，表现为神志淡漠、反应迟钝、嗜睡，严重时出现意识丧失。少数人进入高海拔地区可发生昏迷，称为高原昏迷。在昏迷发生前，常有头痛、头晕、呕吐等症状，昏迷发生后常出现阵发性抽搐，患者瞳孔常缩小而固定，或忽大忽小；少数患者有肢体强直或肢体弛缓性瘫痪。1/5 的病例眼底有小动脉痉挛，视网膜盘水肿。高原缺氧引起的脑组织形态学改变主要表现为脑细胞肿胀、变性、坏死及间质脑水肿。高原昏迷常在 3500 m 以上的高度发生。根据某研究统计，海拔 3500 ~ 4000 m 高原昏迷发病率为 11.9%，海拔 4000 ~ 4500 m 发病率为 28.4%，海拔 4500 ~ 5110 m 发病率为 59.7%。一般进入高原后 1 ~ 10 天内发病。

而慢性缺氧时症状较为缓和，可表现为睡眠表浅、失眠、多梦、记忆力减退、精神不集中、容易疲劳、耳鸣、视物模糊等症状，同时慢性缺氧环境下易出现夜间睡眠呼吸紊乱，表现为频繁性觉醒、周期性呼吸、低通气甚至呼吸暂停。脑电图检查显示高原人群睡眠时相不同于平原人群，主要表现为总睡眠时间减少，觉醒时间增多，多半在浅睡眠状态，说明缺氧可严重影响脑神经功能，导致睡眠结构发生紊乱，睡眠质量降低。因此，高原人易出现疲劳、嗜睡、记忆力减退、注意力不集中、工作效率低下及早老、早衰等现象，可能与夜间睡眠结构发生紊乱有关。

低氧环境对人脑功能的影响是多方面的，在海拔 3680 m 高原表现为反应时间延长，动作协调性和准确率降低；在海拔 4350 m 高原，除上述变化外，还有记忆功能减退。表明海拔越高，低氧对中枢神经系统的影响越大。对居住在海拔 3000 m 左右高原 10 ~ 30 年的人体脑功能的研究发现，随着在高原居住时间的延长，瞬间记忆能力明显减退，演算能力也下降，图形的记忆能力明显降低。表明长期在高原居住，可引起记忆力、演算能力、注意力、思维能力、判断能力和手脑协调动作的能力逐渐降低，其中以长期高原缺氧对短时记忆和瞬间记忆的影响更为明显。

四、对消化系统的影响

急进高原后，消化腺的分泌和胃肠道蠕动受到抑制，除胰腺分泌稍增加外，其余消化食物的唾液、肠液、胆汁等分泌均较平原时减少，胃蠕动浅而慢，胃排空时间延迟，活动受到抑制、张力减弱，蠕动速度和幅度减小，导致胃肠功能明显减弱。因此会出现食欲缺乏、腹胀、腹泻或便秘、上腹疼痛等一系列消化系统紊乱症状。在高原生活一段时间后，可逐步恢复，但少数人上述症状持续较久或反复出现。长期慢性缺氧时，由于血红蛋白浓度增高、血液黏滞度增加、血流速度缓慢等因素，胃黏膜微循环受到直接影响，胃黏膜严重缺血、缺氧，黏膜出血、糜烂和坏死，易导致慢性胃炎和胃溃疡。高原红细胞增多症患者胃镜及病理学主要表现为慢性糜烂性胃炎、慢性浅表性胃炎和胃窦部线形溃疡等。显微镜下约90%可见胃黏膜出血或出血斑，呈水肿样变，约81%有黏膜糜烂坏死，少数人在组织学上有轻度肠上皮化生和增生性改变。高原低氧环境中常可出现顽固性上腹部疼痛、消化不良等，特别是用餐后胃蠕动障碍，胃液量及其胃酸和胃蛋白酶含量减少。肝是对缺氧敏感的器官之一，高原缺氧可引起肝充血、淤血，肝细胞功能减退。长时间缺氧可使肝功能异常，甚至出现肝细胞变性。

五、对泌尿系统的影响

平原人急进高原后，可出现尿量变化和尿液生化成分异常。尿量的变化是高原低氧环境对人体泌尿系统功能影响的主要表现之一。高原低氧环境引起尿量变化与机体缺氧的程度有关，轻度缺氧可引起多尿，严重缺氧可引起少尿。其机制可与高原低氧环境引起机体的代偿反应导致血液重新分配，内脏血液供应相对减少以及机体对缺氧的耐受性增强，建立高原习服等综合因素有关。急进高原后，如果机体对缺氧的耐受性增强，逐渐习服高原低氧环境，出现多尿，则可恢复至正常状态；反之，人体急进高原的海拔高，缺氧严重而机体耐受性差，则引起少尿。一般来说，进入高原的人群，凡是出现少尿者比较容易发生急性高原病。高原低氧环境还可引起尿液生化成分的改变，可以出现蛋白尿，尿液中 HCO_3^- 增加，尿液通常呈碱性。若伴有低碳酸血症时，尿液中 Na^+、K^+ 排泄增多。这些变化主要是缺氧引起肾小球毛细血管通透性增大引起蛋白滤出增加，而肾小管上皮细胞对蛋白的重吸收功能降低，最终产生蛋白尿。尿液 pH 和电解质的改变是由于机体内酸碱平衡机制调节所致。这种尿量变化和尿液生化成分异常随着机体高原习服机制的建立，逐步可恢复正常的生理平衡状态。

六、对机体整体功能的影响及高原衰退症

1. 整体功能的改变　高原低氧环境明显影响儿童和青少年的生长发育，海拔越高，影响越大。主要表现为高原儿童生长发育较差，身高、体重、胸围均较平原同年龄组低，骨骼和牙齿的发育明显迟缓，智力发育低于平原组，青少年青春期发育晚，第二性征发育和女孩月经初潮年龄与平原青少年相比，晚 2 ~ 3 年。对长期居住在高原地区的人其肾上腺皮质等内分泌功能、免疫功能、记忆能力和皮肤老化等现象的研究结果显示，部分高原人有早衰现象，衰老现象较平原人提前 5 ~ 10 年。平原人移居高原，体力、劳动能力都要降低，降低的程度与海拔高度、进入高原的速度和在高原的习服程度等因素有关。长期高原居住者，脑力明显减退，可表现为记忆力、注意力、思维能力、判断能力以及演算能力、手协调的能力都逐渐降低。在高原地区生活的"健康人"中，60% ~ 70% 以上有头昏、头晕、失眠、疲乏、记忆力减退等不适应症状。长期居住在高原地区的人，其免疫功能下降，基础代谢率明显增加，物质代谢的效率降低、消耗增加，而内分泌功能则发生更为复杂的变化。

2. 高原衰退症　长期居住在海拔 2500 m 以上高原地区移居者和世居者中，有些人发生一系列很明显的脑力和体力衰退症状，称之为高原衰退症。长期高原低氧是高原衰退症发生的主要原因，表现为头痛、头晕、失眠、记忆力缺乏、注意力不集中、思维能力降低、情绪不稳、精神淡漠

等，时常有食欲缺乏、体重减轻、体力衰退、极度疲乏、工作能力下降、性功能减退、月经失调等，可伴有血压降低、脱发、牙齿脱落、指甲凹陷、间歇性水肿、肝脾大等。病程迁延，呈波动性，逐渐加重，发病率随海拔升高而呈现升高趋势，但转至低海拔地区，症状逐渐减轻消失。高原衰退症的发生与长期高原低氧引起的神经内分泌功能紊乱、微循环障碍和免疫功能低下等因素有关。

七、高原特发疾病与高原环境对其他疾病的影响

高原低压、低氧引起的高原特发性疾病包括急性高原病（急性高原反应、高原肺水肿、高原脑水肿）和慢性高原病（高原红细胞增多症、高原性心脏病）。急性高原病是人体急进并暴露于低氧环境后产生的各种病理性反应，是高原地区独有的常见病，常见的症状有头痛、失眠、食欲缺乏、疲倦、呼吸困难等。急性高原病的发病机制主要为：当平原地区的人急速进入高原时，由于对高原环境不适应（主要是低氧、寒冷及强紫外线等），造成机体氧供给不足，氧的运输和利用发生障碍，部分人群就会产生急性缺氧反应。缺氧可引起交感神经兴奋和儿茶酚胺释放，继而引起心率加快，同时可使脑血流量显著增加。在缺氧刺激下，血管内皮细胞释放 NO 减少，导致肺血管收缩。持续性肺血管收缩，可引起肺血管阻力明显增高，由此导致高原肺水肿发生。目前认为参与中枢神经系统缺氧损伤的分子机制有钙离子稳态失衡、自由基大量产生、兴奋性氨基酸释放增加、蛋白激酶激活以及脑细胞水肿、间质水肿、血管内皮细胞肿胀和颅内出血等，都可以导致颅内压升高，进一步加重缺氧，发生脑水肿。慢性高原病患者以显著低氧血症，过度红细胞增生为特征，常见症状有头痛、头晕、气短、乏力、记忆力减退，同时口唇、面颊部、指（趾）甲床等部位

呈青紫色,面部毛细血管扩张呈紫红色条纹,形成了本症特有的面容,即"高原红"。脱离低氧环境之后,血红蛋白恢复正常,症状也逐渐消失,但再返回高原时又可复发。

慢性高原病的发生机制:引起慢性高原病的机制比较复杂,目前的研究认为与高原习服失衡有关。在持续低氧低压的环境因素刺激下,肺泡气体交换中血液携氧和结合氧在组织中释放的速度受限,致使机体供氧不足,产生缺氧,并继而逐渐影响靶器官功能,导致慢性高原病的发生。机体缺氧条件下,肾小管间质纤维细胞分泌促红细胞生成素(erythropoietin,EPO)增加,促使有核红细胞分裂,加速红细胞成熟,血液中红细胞数增多。在高原环境中,缺氧刺激垂体肾上腺髓质功能亢进,引起交感神经系统兴奋,大量儿茶酚胺等血管活性物质进入血液循环,引起外周血管阻力显著增加,肺血管阻力增加时,形成肺动脉高压,使右心压力负荷增加以及缺氧引起红细胞及血容量增加,血液黏滞度增加,使心脏容量负荷增加等都是引起高原心脏病的主要发病机制。同时,高原病的发病率还与上升速度、海拔高度、居住时间以及体质等有关。但对每个个体来说,在一定的海拔高度是否发病,不仅取决于环境因素,而且取决于机体本身的内在因素。

除了高原低氧环境会引起一些特发性疾病外,许多常见疾病和慢性疾病在高原上有其特殊发生发展规律、发病特征和临床表现。受高原特殊气候的影响,高原地区多易发慢性支气管炎、肺气肿、肺心病等呼吸系统疾病,同时高原地区各类先天性心脏病高发,其中以先天性心脏病动脉导管未闭最为典型。高原地区还易发胃溃疡、胆道疾患、妊娠中毒、日光性皮炎等疾病。

高原习服与高原适应

高原习服和高原适应是高原医学领域的核心问题，两者目的都是为了适应在高原环境中的生活与工作，但二者是本质完全不同的两个概念，机制也不同。移居者的习服主要依靠肺通气增强、心排血量提高、红细胞增多等机制来代偿，而高原世居者呼吸系统、循环系统功能的增强并不占主导地位，更多的是依靠组织细胞水平提高对氧的利用效率来代偿的。对于高原习服良好的人来说，进入高原后很快就能建立起一系列的代偿机制，使各系统机能达到新的动态平衡，实现内外环境的平衡和统一，能够在高原环境中正常生活、工作而无不适。但也有部分人，由平原进入高原后，上述代偿反应不足，从而出现各种急性高原病，有的随着在高原生活时间的延长而发展为慢性高原病。绝大多数高原世居者生来具有良好的高原适应能力。不同高原人群低氧适应的生理特征和遗传分子水平具有差异，同时有一定比例的人群发生了一系列功能和病理形态上的改变，甚至导致各种慢性高原病。由此可见，无论是高原的移居者或是世居者，他们对高原低氧环境的习服和适应既是可以实现的，但也是相对的、可变的。

一、高原习服

（一）高原习服的概念

人或动物暴露于极端环境后，机体对外环境的变化进行自身调节，并在新的环境中有效生存的过程叫"习服"（acclimatization）。高原习服（high altitude acclimatization）是指从平原或较低海拔地区的人或动物进入高原或高原世居者进入更高海拔地区，为适应高原环境机体通过神经 - 体液调节发生一系列的代偿适应性变化的过程，从而在高原环境中具有较好的生活和工作能力。高原习服是通过后天获得的一种可逆性的、非遗传性的生理改变。高原习服也称为"获得性适应"（acquired adaptation）或者"表型适应"（phenotypic adaptation）。

（二）高原习服的分类

1. 初步习服　进入高原 7 天以上，高原反应症状基本消失，安静状态下呼吸、脉搏（心率）明显下降并接近正常的范围（呼吸：16 ~ 20 次 / 分，脉搏：50 ~ 90 次 / 分），血压基本恢复，轻度劳动作业后无明显不适。

2. 基本习服　进入高原 1 个月以上，安静状态下呼吸、脉搏（心率）恢复至正常范围，血压稳定，红细胞计数及血红蛋白增加到一定数量后已趋于稳定，中度劳动作业后无明显不适，体力劳动能力（VO_{2max}、1000 m 跑成绩）达中等以上水平。

3. 完全习服　进入高原 6 个月以上，红细胞计数及血红蛋白稳定于正常水平，重度劳动作业后无明显不适，体力劳动能力（VO_{2max}、1000 m 跑成绩）达到良好以上水平。

（三）高原习服过程中机体的主要改变及机制

平原人进入高原，对高原习服的个体差异极大，部分平原人进入高原后，通过机体的代偿适应性反应可以获得良好习服，能够在高原环境中正常工作、生活而无不适。但也有部分人进入高原后，由于上述代偿适应性反应不足或过于强烈而发生习服不良，从而出现各种急、慢性高原病，即失习服（malacclimatization）。

高原环境低压、低氧、寒冷、强紫外线、干燥等均对机体高原习服过程有一定影响，而其中以低氧为主。由于氧分压的下降，平原人移居高原后，机体对高原环境所出现的代偿适应性反应是逐步发生的，给全身脏器带来一系列影响，表现为各个器官及组织、细胞水平的反应，主要有以下几种变化特征。

1. 呼吸系统

（1）肺通气增加：缺氧引起通气量增加称为低氧通气反应（hypoxic ventilatory response，HVR）。初入高原者最初几个小时内肺通气可迅速增加，发生过度通气。在海拔 4000 m，肺泡通气量可增加 20% ~ 100%，随着在高原居留时间的延长，机体其他适应机制建立，机体与低氧环境达到新的平衡，这时肺通气的适应性改变也趋于稳态。从肺通气变化的全过程来看，有两个时相变化，开始通气量增加很快，在很短时间内达到最大值，随后通气量慢慢减少，此过程可延续几年甚至几十年的时间才减少到一个相对低的水平。但是不论移居多少年，总是高于同一海拔高度上世居者的通气量。

在 HVR 中，改变最明显的为潮气量，通气量的增加主要靠潮气量增加，潮气量上升 50%，肺泡通气量增加 70%。而呼吸频率一般在 15 ~ 20 次 / 分，很少超过 20 次 / 分，因此时做功最小，最省力，过快过慢都会增加机体的消耗，这对机体适应高原低氧环境，具有积极意义。但在运动时，潮气量和呼吸频率均增加。移居高原后肺活量、肺通气的改变及其调节对于机体习服低氧环境有重要意义，尤其是对初入高原者，在机体其他习服机制尚未建立起来之前更为重要。通过 HVR 的过度通气，可使 $PACO_2$ 降低、PAO_2 升高，以弥补由于大气氧分压降低而引起的 PAO_2 的降低。因此，可用 HVR 的敏感性作为判断机体对高原环境适应能力的指标。适应较好的人，HVR 敏感性强，在 PAO_2 13.3 kPa（100 mmHg）时即可出现通气增强；而适应不良者，HVR 减弱，往往在 PAO_2 降至 7.3 kPa（55 mmHg）时才出现通气增强。平原人久居高原后，HVR 的敏感性降低，即 HVR 的"钝化"。在海拔 4540 m 地区生活 6～7 个月后，75% 的人 HVR 的敏感性下降。HVR"钝化"的机制可能与颈动脉体等外周化学感受器敏感性降低以及中枢神经系统对呼吸的驱动作用减弱有关。

平原人进入高原后，缺氧引起的过度通气以潮气量的增加为主。但增加通气量，人体需要做更多的功，消耗更多的氧和能量。所以平原移居者进入高原主要靠功能适应如通气增加、心输出量增大、红细胞增多等来代偿，这不是一种经济的代偿方式。与移居者相比，高原世居者的通气量并不显著增加，表现为缺氧钝化。这是因为世居高原者的代偿方式主要表现在组织利用氧能力的增强，消耗较少的氧和能量，做更多的功，这才是经济有效的代偿方式。

（2）肺弥散功能：平原人进入高原后肺弥散能力增加是有限的。在4560 m 高原居留 7 天，氧弥散量与平原相比无明显差别，7 个月后，肺弥散能力的增加小于 10%。在高原运动时，肺弥散能力稍有增加，但没有超过平原时同体力负荷下的弥散能力。这种有限的肺弥散能力增加可能与高原缺氧引起血红蛋白浓度增加，使血红蛋白结合氧的阻力减小，从而使血红蛋白氧合反应加速有关。

（3）肺内血流重新分布导致肺通气与血流比例（V/Q）的变化：缺氧能引起肺血管收缩，导致肺动脉高压，称之为缺氧性肺血管增压反应（hypoxic pulmonary pressor response，HPPR）。长期持续性的缺氧或长时间的间断缺氧，在肺血管收缩的同时伴有肺血管壁增厚等结构改变，导致持续性肺动脉高压，称为缺氧性肺动脉高压（hypoxic pulmonary hypertension，HPH）。长期生活在高原低氧环境的人，无论是平原移居者还是部分高原世居者以及出生于高原的婴儿，均可发生 HPH，而且婴儿更为明显。正常人直立时因重力关系，V/Q 比值在肺尖最高为 1.7，而肺下部仅为 0.7。缺氧所致的肺血管收缩和肺动脉高压引起肺内血流重新分布，可相对增加肺上部的血流灌注，使上部肺血流摄氧量增加，在一定程度上起到代偿作用。但持久的肺动脉高压，可因右心室后负荷增加导致右心室肥大以至衰竭，是高原心脏病的主要发病环节。

肺通气随海拔上升而增加，虽然过度通气有利于肺泡气体交换，提高肺泡气氧分压，但是过度通气会使呼吸肌的耗氧量增加，机体做功效率降低，同时，呼吸肌过度收缩，也会使其本身容易发生疲劳，导致最大肺通气量减少。

在高原低压低氧环境中，肺总量、功能残气量及残气量容积均比平原地区高，肺保持在较高的膨胀状态，从而增加肺表面积，扩大肺内气体交换面积，有助于氧的弥散，但肺弥散功能是有限的，严重缺氧易发生肺间质水肿，使肺弥散功能下降。

2. 循环系统　人进入到高原后，由于缺氧刺激促使机体交感神经系统兴奋，儿茶酚胺类物质分泌明显增加，从而产生心率加快、心肌收缩力增强，心输出量增加，肺血管收缩、血流重新分布和毛细血管增生等改变。

（1）心输出量增加：动物和人体观察均发现，在进入高原的初期，心输出量显著增加，久居高原后，心输出量逐渐回降。缺氧初期，心输出量的增加是由于交感神经兴奋使心率加快、心肌收缩力增强，以及因呼吸运动增强导致的回心血量增加。心输出量增加，使器官供血得以改善，对急性缺氧有一定的代偿作用。极严重的缺氧可因心率减慢、心肌收缩力减弱，出现心输出量降低。

1）心率增快：急性轻度或中度缺氧时，心率增快，其原因可能为：①动脉血氧分压降低，兴奋颈动脉体和主动脉体化学感受器，反射性引起心率加快；②缺氧导致呼吸运动增强，经肺牵张反射抑制心迷走神经，兴奋心交感神经，心率加快；③缺氧刺激心血管运动中枢，增强交感神经活动，兴奋心脏 β 肾上腺素受体，心率加快；④缺氧患者如伴有血管扩张，血压下降，还可通过压力感受器的作用，使心率加快。在海拔 4000 m 以上，静息心率比平原增加 40% ~ 50%。这种心率增加反应一般发生在进入高原 3 天至 1 周左右，随着在高原停留时间的延长，心率逐渐降低，接近在平原时水平，但此时间也可能需要数月。严重缺氧可直接抑制心血管运动中枢，并引起心肌能量代谢障碍，使心率减慢。对高原环境习服不良者，则心率可长期加快。

2）心肌收缩力：缺氧初期，交感神经兴奋，作用于心脏 β 肾上腺素能受体，使心肌收缩力增强，极严重的缺氧可直接抑制心血管运动中枢和心肌的能量代谢，使心肌收缩力减弱。

人体急速进入高原环境时，心脏每搏输出量（stroke volume，SV）的变化与个体对低氧环境的耐受力有关。大约 4% ~ 6% 的人 SV 保持不变，13% ~ 33% 的人 SV 增加，而 61% ~ 83% 的人 SV 下降，因此，一般认为急进高原时，心脏 SV 是减少的。关于 SV 降低的机制尚未完全阐明，有人认为冠状动脉血流减少引起心肌收缩性降低是 SV 减少的重要原因。但 SV 不仅取决于心肌收缩性，还与前后负荷有关。关于平原人进入高原后 SV 的变化报道很多，但结果非常矛盾，增加、不变和减少均有报道。这可能与心输出量受心率的增加和每搏输出量的减少双重因素影响有关。另外也可能与测量的方法、海拔高度、季节、气候以及个体差异有关。近年来研究发现，移居汉族青年较高原世居藏族青年心脏 SV 明显偏低，而外周循环阻力和血液黏滞度显著增高，这说明高原世居藏族的血流动力学明显优于移居汉族。

（2）血流重新分布：急性缺氧时，一方面交感神经兴奋引起血管收缩；另一方面组织因缺氧引起乳酸、腺苷、前列环素（PGI_2）、钾、磷、缓激肽、组胺等代谢产物增加，使缺氧组织的血管扩张。这两种作用的平衡关系决定器官的血管收缩或扩张以及血流量的减少或增多。缺氧时心和脑供血量增多，而皮肤、内脏、骨骼肌和肾的血流量减少，这种血流的重新分布对于保证重要生命器官氧的供应是有利的。

1）冠脉血流量的变化：心肌的能量主要来源于有氧代谢。正常成人安静状态下的冠脉血流量约占心输出量 4%。正常心肌对血中氧摄取量很大，可高达 65% ~ 70%。缺氧时心肌对氧的需求通过冠状动脉扩张增加冠状动脉的供氧量，具有重要的代偿意义。但当严重缺氧时，虽经代偿仍不能保证心肌的血氧供应，心肌可出现功能紊乱，甚至变性、坏死。

2）脑血流量的变化：脑的代谢活动有赖于脑血流量与脑的氧耗量之间的动态平衡。动脉血氧分压和血氧含量降低可引起脑血管扩张、脑血流量增加，以保证脑组织的供氧相对稳定。当 PaO_2 低于 6.65 ~ 7.98 kPa（50 ~ 60 mmHg）或脑静脉血氧分压（PvO_2）低于 3.72 ~ 4.66 kPa（28 ~ 35 mmHg）时，脑血管扩张、脑血流量明显增加。脑血流对缺氧的反应与缺氧持续的时间有关。人初至高原时，脑血流量开始显著增加，以后逐渐降低。

（3）肺血管的收缩变化：高原缺氧可引起肺动脉和肺静脉收缩，但主要是肺小动脉收缩，肺动脉压升高；一般情况下，肺动脉压随着海拔高度的增加而升高。肺血管收缩的代偿意义在于改变肺血流量及肺内的血液分布，使肺泡通气 - 灌流比恢复平衡。例如，在高原缺氧时，肺血管收缩，肺动脉压升高，有可能使灌流不足的肺尖或肺的其他区域得到较多的血流，从而提高氧的弥散。

目前关于高原肺水肿的发生机制尚未完全研究清楚。近年来应用心导管直接测定肺动脉压、肺毛细血管楔压、肺静脉压和左心房压力，发现高原肺水肿患者肺动脉压力升高，肺毛细血管楔压正常或降低，肺静脉压和左心房压力正常。因此可以排除左心衰竭或肺静脉收缩而引起高原肺水肿的论点。高原肺水肿的发生可能与下列因素有关，①血流动力学改变形成肺动脉高压：缺氧导致肺内各部位小动脉不均匀收缩，血液转移至收缩弱的部位，使其毛细血管内压增高，液体渗出增多；缺氧导致交感 - 肾上腺髓质系统兴奋性增强，外周血管收缩，肺血流量增多，液体容易外渗。②炎症损伤造成肺毛细血管通透性增高及肺毛细血管结构破坏：缺氧直接或间接引起炎症介质大量释放使肺毛细血管通透性增加，以及肺毛细血管结构严重破坏，液体渗出。另外，寒冷、过度疲劳、上呼吸道感染、剧烈运动、过量吸烟饮酒、精神紧张等都可能诱发高原肺水肿。

长期慢性缺氧可导致较为持久的肺动脉压升高伴有肺血管结构的改变，称为肺血管壁重建，主要表现为平滑肌细胞增殖，无肌型微动脉的肌化，血管壁中胶原和弹性纤维沉积，最终使血管壁增厚、变硬，管腔缩窄，反应性降低，形成稳定的肺动脉高压。持久的肺动脉高压，可造成右心室后负荷增加而导致右心室肥大以至衰竭。缺氧性肺动脉高压是高原心脏病的主要发病环节。

（4）组织毛细血管密度增加：研究表明，长期生活在高原环境的人和动物组织毛细血管密度增加。毛细血管密度增加可缩短氧从毛细血管到细胞的弥散距离，是机体在组织水平上对高原低氧环境代偿适应的重要机制。慢性缺氧可引起组织中毛细血管增生，尤其是心脏、脑和骨骼肌的毛细血管增生明显。毛细血管密度增加可缩短氧向组织细胞弥散的距离，增加组织的供氧量，具有代偿意义。缺氧引起毛细血管增生的机制尚未完全明确，长期缺氧时，细胞中缺氧诱导因子 -1（hypoxia inducible factor-1，HIF-1）含量增多，促进血管内皮生长因子（vascular endothelial growth factor，VEGF）等基因高表达和蛋白质合成，促进缺氧组织内毛细血管增生、密度增加。此外，缺氧时 ATP 生成减少，腺苷增加，也可以刺激血管生成。

3. 血液系统　平原人进入高原后，红细胞和血红蛋白（Hb）增多，血氧容量增加，血液的运氧能力增强，这是机体习服高原低氧环境的一项重要代偿机制。进入高原初期的血红蛋白增加是由于血液浓缩和脾等储血器官释放红细胞所致，而长期暴露高原后的血红蛋白增加则是由于红细胞生成增多，其机制主要是缺氧使促红细胞生成素（erythropoietin，EPO）产生释放增多，进而促进 Hb 的合成和红细胞系的分裂、增殖、分化与成熟。在高原低氧环境下，血液系统是受影响较早的系统之一。其中主要是红细胞系统的代偿，表现为红细胞数量增多、血红蛋白含量增加，这些改变与海拔高度有关，即随着海拔升高，缺氧程度加重，红细胞、血红蛋白浓度相应明显增加。另外，红细胞和血红蛋白（Hb）改变还与移居高原的时间有关。急进海拔 3500 m 以上高原后第 1～2 天的健康男性青年，血红蛋白（Hb）、红细胞比容（Hct）即明显升高，至 15 天时 Hb、Hct 已接近或高于高原世居者。在高原生活 1～2 年的移居者 Hb、Hct 始终高于世居者。研究表明，当机体暴露于低氧环境数小时后血液中 EPO 明显增加，通过数天的习服 EPO 逐渐下降，但仍可高于平原水平。随着对低氧环境的习服，红细胞和血红蛋白（Hb）增多，显著提高血液的携氧能力，有利于氧的运输，但这有一定的限度，当超过限度就会使血液黏滞度增高，降低氧运输，加重组织缺氧，并发生高原红细胞增多症。除了红细胞系统增生活跃外，其他血液成分也有不同程度的改变，如白细胞总数轻度增高，血小板以及凝血系统也有轻度变化。

缺氧时，红细胞中的 2,3-DPG 含量增多，氧离曲线右移，有利于红细胞携更多的氧，供组织、细胞利用。但同时又可减少肺毛细血管中血红蛋白与氧的结合。因此，缺氧时，氧离曲线右移究竟对机体有利或有弊，取决于大气、肺泡气及动脉血氧分压的变化程度。若动脉血氧分压由 13.3 kPa 降至 7.98 kPa，其变动范围正处于氧离曲线平坦段，对动脉血氧饱和度影响不大，此时的曲线右移，有利于血液内的氧向组织释放，具有代偿意义；若动脉血氧分压降低处于氧离曲线陡直部分，此时的氧离曲线右移将严重影响肺泡毛细血管中的血红蛋白与氧的结合，使动脉血氧饱和度下降，因而没有代偿作用。

4. 组织与细胞

（1）肌红蛋白增多：长期居住高原的人，体内组织中肌红蛋白（myoglobin，Mb）含量增加。肌红蛋白是存在于骨骼肌、心肌细胞内的氧结合蛋白，结构与 Hb 结构相似，但比 Hb 对氧的亲和力大得多。当氧分压为 10 mmHg 时，Hb 的氧饱和度为 10%，而 Mb 的氧饱和度为 70%，具有重要的储氧功能，称之为储氧库；当组织活动时 Mb 可在氧分压很低的组织间液和细胞线粒体之间传输氧，从而提供氧给组织利用。慢性缺氧时肌肉组织中肌红蛋白含量增加，一方面有利于增强细胞从氧分压很低的组织间液摄取氧，增加细胞氧的储备；另一方面促进氧在组织内的弥散，这是机体在组织与细胞水平上高原习服的重要机制之一。

（2）线粒体氧的利用增强：线粒体是细胞用氧和产生能量物质的主

要场所，其结构、功能的改变和数量的增加直接影响到细胞的能量产生过程。急性缺氧时细胞线粒体氧化磷酸化功能降低，随着缺氧时间的延长，线粒体呼吸链酶的活性增加，氧化磷酸化功能逐渐恢复甚至增强，线粒体功能增强，可增加能量的产生，弥补因缺氧造成的能量供应不足；而线粒体数目增加可缩短氧的弥散距离，增加细胞氧的摄取。这也是细胞提高缺氧条件下氧利用效率、习服高原低氧环境的重要机制。

（3）葡萄糖的无氧酵解增强：高原缺氧条件下，细胞无氧酵解增强的机制与机体对葡萄糖转运、代谢物的调节、酵解酶的活性和含量增加有关。缺氧时细胞葡萄糖摄取增加与葡萄糖转运体（glucose transporter, GLUT）有关。GLUT 有多种类型，分布于不同组织细胞的细胞膜和胞质中的囊泡中，但只有细胞膜上的 GLUT 才具有转运葡萄糖的功能。在缺氧早期，胞质中的 GLUT 发生膜转位，并激活细胞膜上原有的和转位来的 GLUT，使其功能活化，增加葡萄糖转运。随着缺氧时间的延长，葡萄糖转运逐渐回降，但 GLUT 表达增加，细胞对葡萄糖转运能力的储备增强。人体观察发现，参与葡萄糖无氧酵解过程的酶含量和活性明显增加，如乳酸脱氢酶、磷酸甘油酸激酶 -1、丙酮酸激酶 -M 等。研究表明，进入海拔 3700～5400 m 高原十多天后，人体血液中乳酸含量明显升高，而且随着海拔的升高而显著增高。缺氧时，机体无氧酵解能力增强，无氧酵解增强除了与缺氧时代谢产物对无氧酵解过程中酶活性的调节有关外，还与缺氧相关的基因表达增强、使参与糖酵解的酶含量增加有关。虽然葡萄糖无氧酵解所产生的能量仅为葡萄糖有氧氧化所产能量的 1/18，但缺氧时细胞无氧酵解能力增强无疑是能量供应的一种应急措施，具有积极的代偿意义，是重要的习服机制。

（四）高原习服的影响因素

了解和掌握高原习服的影响因素不仅有助于提高进入高原人群的习服水平，同时对正确评价高原习服的水平具有积极的指导作用。关于高原习服的影响因素很多，归纳起来主要有以下几个方面。

1. 海拔高度 海拔越高，空气越稀薄，缺氧越严重，机体对高原习服的难度越大。一般认为，人类可适应的极限海拔高度为 4500～5300 m，超过 5500 m 长期生活居住就很困难了。

2. 登高速度 进入高原的登高速度也影响习服能力，登高速度越快，习服越差。如急速登高 4000 m 以上地区，机体不可避免地要出现高原不适症状，随着登高速度增加，高原肺水肿等急性高原病的发生率增高。因此，条件许可时，宜缓慢登高。

3. 气候状况 气候恶劣、寒冷、昼夜温差大是高原地区的主要气候特点，寒冷会使外周血管收缩，机体耗氧量增加，可诱发或加重高原病，降低机体的习服能力。因此，高原地区注意防寒保暖能增强机体的习服能力。

4. 身体状况 如年龄、体重、身高、体质、爱好等均有影响，一般年老体弱，患有心、肺等慢性疾病或体型肥胖者更易发生习服不良或高原反应时间延长等情况。在同一个海拔高度时，凡能加重心、肺负荷或增大机体耗氧量的因素，均可降低机体对高原的习服能力，反之则可促进机体对高原的习服。因此，心、肺等重要器官有严重疾病的人不宜进入高原。

5. 精神心理因素 初入高原者，由于对高原环境特点不了解，加上自然条件的直接影响，会产生紧张、恐惧等情绪，常可促进高原反应甚至高原病的发生。因此，进入高原前要进行有针对性的健康教育，正确认识高原环境，消除紧张、恐惧心理，有助于提高机体对高原的习服能力。精神心理因素影响高原习服能力，所以消除心理畏惧情绪是非常重要的。

6. 劳动强度　平原人进入高原后其劳动能力均有不同程度的下降，劳动强度过大常可诱发高原病。因此，进入高原后的适应性锻炼应循序渐进，持之以恒，注意劳逸结合。在高原上的劳动量及劳动时间应适当控制，并应延长睡眠时间。乘飞机进入高原者，到达高原后 1 周内应减少活动，避免剧烈运动或重体力劳动，预防因身体过度疲劳和耗氧量过大而诱发高原病。

7. 营养状况　营养状况对高原习服有重要的影响，良好的饮食、丰富的营养有利于高原习服。进入高原环境后要注意加强营养，应以高糖、高蛋白、低脂肪饮食为主，适当补充多种维生素，以提高对高原的习服能力。

8. 体育锻炼　体育锻炼能改善和提高机体的各器官的功能状态，增强高原习服能力。进入高原环境前 30 天左右开始进行体育锻炼，如果进入 4000 m 以上高海拔地区，最好在海拔 2000 ~ 3000 m 地区短暂停留，进行阶梯式适应锻炼，均可有效提高机体的习服能力。

9. 个体差异　机体对高原的习服能力存在明显的个体差异。一些对缺氧特别敏感的人，在海拔 2000 ~ 3000 m，就可以出现高原反应。大量研究表明，人群中确实存在急性高原病的易感者，他们对高原低氧特别敏感，一旦进入高原极易发生高原病。如能在进入高原前将这些易感者挑选出来，则有益于提高整个群体的习服。一般来讲，体力充沛、爱好运动的青壮年对高原低氧的耐受力较强，高原习服能力强。但是，个体差异还直接与机体的耗氧量有关。身体强壮而耗氧量高的人，若机体的代偿能力低，反而对缺氧耐受性差，容易出现高原反应，高原习服能力差。

10. 高原居住时间　对高原的习服能力也取决于在高原的居住时间。高原习服是一个时间依赖的渐进过程，一般在高原停留时间越长，习服就越完全。高原习服需要的时间与海拔高度有关，海拔越高需要的时间越长。通常在进入高原 2～3 周后，高原反应症状基本消失，安静状态下呼吸、脉搏、血压等也较初入高原时明显下降；进入高原 2～3 个月后，高原反应症状消失，安静状态下呼吸、脉搏接近或略高于平原值，血压趋于稳定，红细胞、血红蛋白增加到一定数量后保持稳定，一般活动后无明显不适。

（五）促进高原习服的措施

人体对高原环境具有强大的习服适应能力，在一定限度内通过采取适当的措施可以加快习服过程，促进高原习服。研究发现新的有效促进高原习服的措施对于提高进入高原人群的健康水平具有重要意义。

1. 进入高原前

（1）消除对高原不必要的恐惧心理，避免精神过度紧张，这一点非常重要。

（2）患有感冒、上呼吸道疾病者不适宜进入高原地区；妇女不宜在月经前期进入高原，这是由于妇女月经前期醛固酮和抗利尿激素分泌增加，可间接引起水钠潴留，发生习服不良。

（3）适应性运动锻炼：国内外研究与实践公认对低氧环境的适应性运动锻炼是预防急性高原病、促进缺氧习服适应的有效措施，如体育运动、深呼吸等。适应性运动锻炼促进高原习服的机制可能在于增强心肺功能，改善机体对氧的摄取、运输和利用。有研究表明进入高原前和进入高原后，坚持做深呼吸运动及呼吸操锻炼能加速对高原的习服，因深慢呼吸能增加肺通气量，增加氧的吸入量。

（4）阶梯性习服：进入高原的速度宜慢不宜快，应该阶梯进入。为了加快高原习服过程的建立，平原进入高原最好先在较低的高原上停留一段时间，使机体对较低海拔有一定的习服后，再上至中等高度地区并停留一段时间，最后到达预定高度。早在 1969 年 Singh 等建议，先在 2440 m、3350 m 和 4270 m 高原各停留 1 周后，再进入海拔 5500 m 高原是大有好处的。阶梯习服的原则已被广大的高原医学工作者所接受，并广泛应用于登山运动员的训练和实际的登山活动中。

（5）预防性药物习服：实践证明，应用提高机体缺氧耐力、减少或减轻急性高原病发生的药物，有利于促进高原习服。因此，可服用相应的药物，保持机体最佳机能状态，如乙酰唑胺、银杏片、复方丹参滴丸、红景天胶囊、复方黄芪茯苓口服液、复方党参片以及多种维生素（VitB、VitC、VitE）、辅酶 Q10 等抗缺氧性药物的服用。一般来讲预防性药物应该在进入高原前 1 ~ 2 天开始服用，而红景天胶囊应该在进入高原前 2 周就持续服用，才能发挥作用。

（6）缺氧预处理习服：研究表明，机体对缺氧的习服能力可以通过缺氧预处理的方式得到加强。缺氧预处理是指机体经过短暂时间的缺氧后，对后续的更长时间的或更严重的缺氧性损伤具有强大的抵御和保护效应。目前可以利用间歇性吸入低氧混合气体进行体育锻炼，或者利用低压舱反复间断缺氧，都是有效的促进习服的措施，但是对于缺氧预处理的时间、程度以及缺氧预处理间隔时间、次数等，还要进行深入的研究。

2. 进入高原后

（1）避免体力负荷过重、过度疲劳、剧烈活动和情绪兴奋，步行、上楼梯要缓慢。

（2）高原的气候特点是早晚温差较大，要注意合理增、减衣服，预防感冒及上呼吸道感染。

（3）保持合理的膳食结构。①热量：高原地区饮食应保持高热量，因为人体在高原地区所消耗的能量比平原地区多 3% ~ 5%，并且停留时间越久所消耗热量越多；②三大物质供给比例：缺氧条件下的有氧代谢以糖为主，这是机体在缺氧条件下节约用氧进行产能的一种有效方式，因此高原应以高糖、高蛋白、低脂肪饮食为主；③多食新鲜蔬菜和水果：维生素消耗量在缺氧条件下是平时的 2～5 倍，通过食用新鲜蔬菜和水果补充维生素和纤维素；④切忌吃得过饱，最好保持"七分饱"状态；⑤一定要注意保持饮食清洁、卫生，不宜吃冰冷食物；⑥适当多饮水：由于高原空气湿度低，人体容易脱水，加上血红蛋白含量增高，导致血液黏滞度增加，极易形成血栓，引发心脑血管意外。

（4）减少烟、酒。因香烟产生的 CO 与血红蛋白的亲和力是 O_2 的 250～300 倍，大量吸烟会明显加重高原反应。酒精除对肝细胞有损伤外，还会增加体内耗氧量，使热量散发，并引起神经兴奋，在高原上尤其危险。在高原上饮酒最大的危险是容易引起胃黏膜充血、糜烂，最终导致上消化道大出血，尤其和解热镇痛剂合用时。因此，在高原环境饮酒需要严格控制，如果能较好地适应高原环境，可以少饮一点低度的红葡萄酒或青稞酒，少量饮酒有助于睡眠，但严禁大量饮酒甚至酗酒。另外，实践表明，有些人进入高原后，少量吸烟可以预防或减轻急性高原反应。这可能与烟碱刺激中枢神经系统，引起心血管中枢和呼吸中枢的兴奋，呼吸加快、支气管扩张，肺泡通气量增加，血流加速以及香烟燃烧时产生的 NO 气体分子引起血管扩张等有关。

（5）保证充足的睡眠。高原低氧环境中，机体的神经内分泌调节和呼吸调节功能发生改变，引起昼夜生理节律改变，而且随着海拔的升高，将会引起睡眠紊乱。进入高原后，大多数人一般睡眠表浅、似睡非睡、似醒非醒，或难以入睡或入睡延迟，或入睡后频繁觉醒、多梦，甚至出现彻夜难眠的严重失眠情况。建议睡觉时以高枕侧卧，必要时，可适当舌下含服安眠药以保证充足的睡眠。有条件时，可在入睡前 30 min 采取低流量（1.5 L/min）吸氧，可改善睡眠。平时还可服用中藏药以及接受针灸疗法等，调节睡眠状况。

（6）进入高原后3天内尽量避免洗澡。因洗澡不仅会消耗体力，增加耗氧量，而且容易引起感冒；洗澡时因水温度高，全身外周血管扩张，会引起机体心、脑等重要器官相对供血不足；还因洗澡时由于相对通风不好，局部环境水蒸气压升高，导致吸入气氧分压降低，会加剧人体的缺氧。

（7）及时吸氧，必要时就诊。进入高原后立即出现高原反应者并不多见，一般来说2～3天后出现高原反应的可能性最大，强度则因人而异。进入高原后如有头痛、头晕和恶心、呕吐、疲乏、头昏或者头重脚轻的感觉等急性高原反应症状应及时吸氧，必要时就诊。一旦患感冒、上呼吸道疾病等应立即去医院就诊治疗。国外普遍认为乙酰唑胺（acetazolamide）是急性高原反应的首选防治药物。乙酰唑胺为利尿药，它是碳酸酐酶抑制剂，服后抑制肾小管上皮细胞中的碳酸酐酶，使 H_2CO_3 的形成减少，H^+ 的产生随之下降。因此，H^+ 与 Na^+ 的交换大为减慢，使 HCO_3^-、Na^+、K^+ 排出增加，尿量增多。乙酰唑胺可明显改善机体的气体交换效率和血氧含量，减轻急性高原反应，同时也有助于高原睡眠。因此该药不失为一种急进高原人群预习服高原环境的理想药物。乙酰唑胺的毒副作用是十分明显的，可引起四肢及面部麻木感、嗜睡、多尿、口渴、胃肠道不适等，但个体差异性也很大。乙酰唑胺加小剂量地塞米松对缓解急性高原反应症状效果更好。服用复方丹参片、复方党参片，也可缓解高原反应。服用氨酚待因可以有效缓解头疼症状。

二、高原适应

（一）高原适应的概念

生物进化的概念中，适应（adaptation）是指生物在生存竞争中形成一定性状，具有在特定环境下生存并繁衍的能力。高原适应（high altitude adaptation）是指世居高原上的人群或动物种系为能够在高原上生存，经过高原生活数千年至数万年而自然选择所获得或产生的一种非可逆、可遗传的形态结构、生理和生化等方面的改变过程，从而建立起了与低氧环境对立统一的一种平衡，以保证其在高原环境中正常的生命活动。高原适应是机体对高原环境产生良好的整体结构和功能的全面适应，而且作为生物学性状固定下来，经过遗传机制传给后代。高原适应也称为"先天性适应"（congenital adaptation）或者"遗传适应"（genetic adaptation）。它是高原上的人群或动物种系在低氧环境中生存、演化的结果，是机体克服低氧环境得以生存的有效途径。

（二）高原适应的机制

世界上高原人群分布很广，包括亚洲、非洲、北美洲和南美洲的高原地区，在欧洲（阿尔卑斯山区）和大洋洲（巴布亚新几内亚）也有少数高原居民。已知全世界居住高原历史最长的两个民族，即南美洲的印第安人和喜马拉雅山的藏族人。早在 1987 年 Moore 就报道，前者在南美洲安第斯高原生活了大约 9000 年，后者在青藏高原生活了大约 25 000 年，最近很多研究也进一步证实了藏族在青藏高原生活的时间为 3 万～5 万年。藏族是世界上居住高原时间最长、对高原环境适应能力最佳的民族。研究发现，居住在青藏高原上的藏族人群的氧摄取、传递及利用能力明显高于移居人群和南美洲的世居人群。总之，这些研究结果提示，高原世居者在长期的低氧环境生存过程中，在自然选择的作用下，发生了遗传变异，从而使高原世居者的生理学变化和适应机制不同于移居高原的平原人，各系统从组织解剖到生理、生化功能都发生了一系列适应高原低压低氧环境的改变。其中对呼吸、循环、血液等系统影响较大，主要表现在以下几方面。

1. **呼吸系统** 高原上肺通气功能的增强是机体适应低氧环境的重要机制。随着功能的改变胸廓的解剖形态也会逐渐发生改变。高原世居者与移居者相比，胸廓宽大，胸径指数增大，呈"桶状胸"，肺容量及肺表面积也增大。秘鲁学者发现，世居高原的印第安人胸廓指数（胸厚／胸宽 ×100）和胸腔容积比居住在低海拔的秘鲁白种人大，且呈现桶状趋势。有人对拉萨 3472 名儿童胸廓形态调查显示，藏族儿童胸廓前后径与左右径的比值明显大于汉族儿童，即藏族人胸廓呈桶状，而汉族人呈椭圆体，提示高原世居人群确有桶状胸趋势。这种特征能使整个胸腔容积增加，通过过度换气使双肺通气增加，肺容量和肺内表面积增大，有利于气体弥散，因而摄氧能力增强。肺容量和肺弥散量的增大是人体对高原低氧环境最佳适应的初始机制，会摄取更多的氧，保证机体在低氧环境下有效地生活和工作。

研究发现，汉族人移居高原初期由于缺氧引起的通气反应增强，随着在高原居留时间的延长，低氧引起的通气反应逐渐减弱，出现低氧通气反应钝化，其钝化的程度与他们移居高原时间的长短成正比。南美洲印第安人和喜马拉雅藏族人的静息通气和运动通气量都明显低于平原人，长期生活在高原的居民其周围化学感受器对低氧通气反应是钝化的。这种通气反应钝化在某种意义上来讲是有益的，如运动状态下它可减轻运动引起的呼吸困难，从而使运动显得轻松、有效。近来有些学者对高原居民通气"钝化"提出疑问，认为一些高原人群对低氧呼吸调节与平原人群相似是他们已取得自然适应性的一种表现。通气反应的钝化也可能与居住的海拔高度有关。世居高原藏族人通气反应的钝化与居住的海拔高度有关，中海拔地区藏族人的低氧通气反应斜率和最大运动通气量均高于高海拔地区藏族人，两者之间呈正相关，说明中海拔地区藏族人对低氧的刺激反应保持较高的通气反应，而高海拔地区藏族人则明显钝化。长期生活在南美和北美高原的人群低氧通气反应钝化，通气水平比初入高原的平原人低，而世居高原藏族人则与之相反，在室内静息呼吸时，藏族人比汉族人呼吸频率快，每分通气量大，但是他们的 PaO_2 和呼气末 PCO_2 并无不同，说明他们的肺泡通气水平相似，低氧可以增加世居藏族人每分通气量和呼气末 PCO_2，移居汉族人则无此作用。

另外，研究比较了藏族人和南北美高原世居者的肺总量、肺活量和胸围，在校正了身高和体表面积之后，藏族人肺总量及胸围与安第斯人及北美高原居民相同，显著高于高原汉族居民，高原世居者肺体积扩大可以增加气体弥散面积，从而缩小肺泡 - 动脉血氧分压差。关于高原人肺弥散能力的变化已有资料证实，高原久居和世居者的肺弥散能力明显增加，DeGraff 等报道高原世居者肺弥散能力比平原移居者高 20% ~ 50%，这可能与高原世居者的肺容积比较大有关。

世居藏族人肺动脉压力和阻力显著低于移居汉族人和其他高原世居者，接近最大运动量或是吸入低氧混合气体仅轻度增加藏族人肺动脉压或肺阻力。由此可知，通过自然选择淘汰这种低氧性肺血管收缩反应是适应高原的一种表现，世居藏族人肺动脉压力及低氧收缩反应低，也可能是由于藏族人肺小动脉缺乏肌层平滑肌。安第斯山区的印第安人虽然已在高原生活多年，但对自然选择来说还不够长，因而仍会出现轻度肺动脉肌化和肺动脉高压。

2. 循环系统 高原地区发生肺动脉高压和肺血管壁增厚的直接原因是缺氧。有研究报道，世居高原的人，尽管他们生活在较严重的低压低氧环境中，但他们的肺动脉压并不增高、肺血管壁不增厚，仍保持在平原人的水平。科学家认为这些变化是由于他们在长期的自然选择过程中已获得了对高原环境最佳适应的表现，并认为此种适应具有遗传特性，世居藏族人肺动脉压力和阻力显著低于移居汉族人和其他高原世居者。Moore 等比较了高原世居藏族人和南美及北美高原世居者的低氧性肺血管收缩（hypoxic pulmonary vasoconstriction，HPV）反应。结果显示，高原世居藏族人的 HPV 显著低于后两者。另外发现高原世居人群肺小动脉肌层增厚而升主动脉中层厚度较平原人群的薄，说明高原居民体循环不仅在功能上，而且在形态学上也发生了适应性改变。对青藏高原土生动物牦牛和高原鼠兔的组织学研究均显示了薄壁的肺血管结构，肌性肺动脉中层很薄，而肺小动脉则缺乏肌层。

慢性低氧环境对心功能的影响不同于急性低氧。一般认为，慢性缺氧可抑制中枢及外周化学感受器，降低交感神经张力，改变心肌传导系统功能等。故高原久居及世居居民的心率相对缓慢，心输出量接近或略低于平原居民，动脉血压特别是收缩压明显降低，但舒张压仅轻度下降或基本不变，因此，久居和世居者的基础血压偏低。经流行病学调查，青藏高原高血压的患病率明显低于全国平均水平，尤其是世居藏族人及蒙古族人的高血压患病率显著低于汉族人，与南美洲安第斯山的高原居民相一致。青海的研究者将每年急性心肌梗死的住院和死亡人数与平原地区规模相似的医院进行比较，结果发现高原地区急性心肌梗死发病率低，死亡率也较低。尸检资料分析表明，高原人主动脉和冠状动脉粥样硬化的发生率低，发生时间晚，病变程度也较轻。Hultgren 提出高原人群因心输出量和血压较低，动 - 静脉氧差较大，故冠心病及心肌梗死的发病率低于平原居民。但也有一些高原世居者可发生肺动脉高压，认为其直接原因是肺泡缺氧引起的血管收缩，但它的具体发生机制目前尚不完全清楚。另外，研究表明，汉族移居者的心脏储备功能降低。心脏储备功能降低的机制还不是十分明确，可能与缺氧对心肌的损害有关。有研究表明，缺氧时心肌线粒体出现结构改变和功能受损，影响能量的生成，引起心肌收缩功能降低。

3. 血液系统　移居高原或出生在高原的平原人血红蛋白浓度一般都高于平原人，这对氧运输起重要作用。而完全适应的高原世居居民或土生动物，在低氧环境下似乎并不以增加血红蛋白来提高携氧量和组织摄氧量，而以改变血红蛋白氧亲和力来适应环境。另外，血红蛋白的改变也可受遗传、种族、地理环境等因素的影响。在探讨种族及遗传差异方面近年也相继有很多报道，虽然不同研究者所采用的方法及海拔高度有所不同，但从这些结果中可以看出，土生动物的血红蛋白、红细胞压积等与平原相似，通过增加血红蛋白氧亲和力，提高运氧能力并加速向组织释氧，使组织获得足够的氧，通过这些代偿作用使组织可利用氧达到或接近正常水平，这被认为是机体对低氧环境最佳适应的重要机制之一。

缺氧可使骨髓造血功能增强，红细胞中的 2,3-DPG 含量增多，氧离曲线右移，从而增加氧的运输和血红蛋白释放氧，具有代偿意义，但是红细胞持续增多又会出现高原红细胞增多症。以往的研究认为，移居者和南北美高原世居者易患高原红细胞增多症，而藏族人相对较少。近年发现，部分世居藏族人中也有红细胞增多症患者，其患病率随海拔高度的增加明显增高，不过世居藏族人患病率明显低于移居汉族人。世居藏族人的血红蛋白浓度比同一海拔高度的移居汉族人和安第斯高原居民低 10 ~ 40 g/L，并且随海拔高度的增加，其血红蛋白浓度的增加也小于安第斯高原居民。由于世居藏族人和移居汉族人的全血容量、血浆容量和红细胞体积均相似，和其他高原民族水平大致相同，世居藏族人血红蛋白浓度较低可能是由于单个红细胞所含血红蛋白浓度较低，世居藏族人这种较低的血红蛋白浓度，可能是由于他们呼吸功能较强，缺氧程度较低，低氧红细胞生成敏感性迟钝所致。世居藏族人的这种低血红蛋白浓度有其遗传基础，可能是自然选择的结果。

三、高原脱习服症与高原脱适应症

高原世居者和已习服于高原环境的移居者下返到平原后，会出现一系列功能和代谢的病理变化和表现，即所谓"脱适应症"，又称之为"低原反应"，是近年来高原医学研究的一个新课题。"脱适应症"是一个比较笼统的概念，既包括高原移居者返回平原后的脱习服症，也包括高原世居者下到平原后所发生的脱适应症。目前，高原脱习服症与高原脱适应症的概念在学术界通用，在不同的学术杂志或专著中虽叫法不同，但内涵是一样的。严格来讲，这里面有一个世居或移居的时间因素以及是否有基因水平的改变来准确区分其概念。高原脱习服症（deacclimatization to high altitude）是习服于高原环境的移居者，一般在高原环境居住可以是几个月或者数十年返回平原后，部分人群出现一系列功能和代谢的病理变化和表现，但机体没有基因水平的改变。高原脱适应症（deadaptation to high altitude）是指高原世居者下到平原后，部分人群出现一系列功能和代谢的病理变化和表现，这些世代在高原环境居住的人群，机体已经有基因水平的某些改变。长期以来由于缺乏对高原脱习服、脱适应的认识，人们的惯性思维认为从高原低氧环境到平原后，空气中的氧分压增加、体内氧饱和度提高，机体的缺氧状态得到改善，会对机体产生有益的影响。但事实并非如此，一部分人会出现一些临床症状和体征，其对机体造成的不良影响却没有引起人们足够的关注和警觉。近年的研究发现，有50%～80%高原移居者或世居者到平原后会出现头疼、头晕、乏力、胸闷、心慌、嗜睡或失眠、食欲减退、心律失常、智力减退、肢体间歇性水肿等一些非特异性表现甚至出现一系列生理和病理改变。有些人的心、肺、肝、肾、血液及血压、心率等生理指标异常，其对机体的影响是多方面的，涉及呼吸、循环、血液、神经、消化、泌尿和生殖系统等。有关研究报道，其发病率与高原居住地的海拔、居住年限、年龄等呈正相关。高原居住地海拔越高，居住年限越长，返回平原的年龄越大，发生率越高。如果同时患有其他基础疾病，则返回平原后产生的病理改变会越重，临床症状和体征更加严重。

高原脱习服症、高原脱适应症是机体对复杂外部环境适应不良的综合表现，从平原到高原然后再返回到平原，机体要经过高原低氧习服、平原常氧再适应两个过程，机体内部发生适应性生理调节变化甚至病理改变等是必然的。现阶段对高原脱习服症、高原脱适应症的研究还处于初期阶段，对其发生机制及规律尚不清楚，缺乏对高原脱习服症、高原脱适应症的明确诊断标准和防范措施，也未见到相关分子、基因表达方面的研究报道，要全面阐释这些机制尚需更加深入的研究。有些学者认为，可能与体内氧自由基产生增多，细胞膜发生脂质过氧化反应，破坏细胞膜结构和功能，细胞内酶的活性降低等有关。目前认为，机体脱离高原环境返回平原后，原来高原低氧环境引起的机体血流动力学和血液流变学的改变，如肺动脉高压、红细胞增生、血细胞的黏附，甚至微循环淤滞等仍然影响着氧的供给和组织细胞对氧的充分利用，机体因缺氧引起的一系列生理性和病理性改变以及损伤仍需要较长时间的调整才能恢复。对于高原脱习服症、高原脱适应症的治疗目前采取的措施：①合理自我调适，主要是心理调节；适当进行有氧运动；作息时间要规律；饮食平衡并多食用抗氧化的蔬菜和水果。②抗缺氧的方法，即抗缺氧药物治疗（银杏叶片、复方红景天胶囊、复方丹参片和复方党参片等）和高压氧治疗。

高原医学研究

一、高原医学研究概述

高原医学是研究高原环境因素，如低压性低氧和寒冷等，影响机体功能、代谢和形态异常改变的特点、规律和机制，以及高原环境因素引起高原特发性疾病的发生发展和转归规律的科学。人类都是生活在一定的环境中，高原是一个特殊的人类生存和活动的空间，高原地区人群（包括世居和移居人群）的疾病谱、人口结构、心理状态、健康概念、生活习俗，以及所处的社会环境均有其特殊性。高原环境因素本身会引起一些特发性疾病，另外，许多疾病在高原地区也有其特殊性。高原医学的任务就是以暴露于高原环境的人和动物为研究对象，实验研究与临床研究相结合，揭示高原特发性疾病的发病机制，以及常见疾病在高原地区的发病特点，为这些疾病的预防、诊断、治疗和康复以及高原地区的保健等提供科学依据。

高原医学研究主要任务和内容包括以下几个方面。

1. 高原环境因素对机体系统、器官、组织和细胞功能、代谢和形态结构的影响及机制。高原环境因素对机体的影响是广泛的、非特异性的，涉及机体的呼吸、循环、血液、神经、消化、泌尿、生殖、内分泌、免疫、物质代谢等多个系统，在整体、系统、器官、组织、细胞、分子和基因水平等多个层面上均有所变化，从而影响机体的功能、代谢和形态结构的改变。这不仅是高原特发性疾病的发病学基础，也是高原地区多发病、慢性病以及一些病理过程在高原上有其特殊发生发展规律、病理改变和临床表现的病理基础。

2. 机体对高原环境的习服、适应规律和机制。居住在我国高原地区的人群中，既有千百年来世代居住在高原的以藏族为主的各少数民族，也有从平原进入高原的移居者。其中藏族是在高原居住历史最久的民族，已经获得了对高原环境的良好适应。从平原进入高原的移居者，发生一系列代偿适应性变化，从而对高原环境获得良好的生活和工作能力，产生高原习服。有关机体对高原环境的习服、适应的规律和机制是高原医学的重要研究内容。

3. 高原病发生、发展与转归的规律和机制。高原病是由高原低氧引起的一类高原特发性疾病，其发生发展的核心和关键是高原低压性缺氧导致的一系列病理生理学改变。高原病既可发生于移居高原者，也可发生于世居高原者，是影响高原居民身心健康的重要原因。深入研究高原病发生、发展和转归的规律和机制，为高原病的预防和治疗提供了实验和理论依据。另外，许多常见疾病、慢性疾病以及一些病理过程在高原上由于缺氧的影响有其特殊发生发展规律和病理改变，这也是高原医学的研究范畴和内容。

二、高原医学研究进展

高原医学与临床医学、运动医学、航空航天医学、急救医学等学科关系十分密切。随着医学基础科学的飞速发展，学科交叉以及各种先进技术的广泛采用，高原医学的研究也取得了重大的进展，使人们对该领域内的许多基础理论问题和疾病机制，有了全新认识。

（一）细胞及分子生物学研究

从细胞水平去研究疾病表型、功能和代谢的改变。通过分析动物及人体不同状态下细胞的增殖、细胞周期、凋亡、分化、侵袭与转移能力等方面的改变，可有效地寻找高原疾病发生的原因和机制。也可通过药物处理或基因操控技术，复制特定人类疾病的细胞损伤模型，进行深入的研究。通过研究机体疾病状态下基因组结构、基因功能、交互作用模式、细胞信号转导通路等的变化，从分子水平阐明疾病发生的原因和机制。近年来发展起来的组学研究技术，主要目的是基于基因及分子水平去研究人类疾病基因组、转录组、蛋白质组、表观遗传组、代谢组学的分子差异和变化规律，全面把握高原疾病发生的分子机制。

多组学研究在高原医学领域的研究才刚刚兴起。越来越多的高原医学研究者开始涉足该领域。2010 年我国两个独立研究团队同时在 *Science* 期刊发表论文，阐述了藏族人群高原低氧适应的遗传学机制，发现藏族人群低氧通路的 *EGLN1*、*EPAS1*、*PPARA* 等基因多态性，尤其以 *EPAS1* 基因在高原低氧环境下的藏族人群中的进化速率最快，这些基因在藏族人群中的变化很可能阻止了藏族人群血红蛋白浓度的过度升高，降低了慢性高原病发生的可能性。通过比较，汉族人群的这些基因的基因型与之不同，可能是导致其高原失习服而罹患高原病的主要原因，对于低压性低氧引起的高原红细胞增多症、慢性高原病的发病机制起到了科学合理的解释。蛋白质组学研究也已经应用到高原医学研究领域，通过建立藏族人群股外侧肌的差异蛋白质组学图谱，发现高海拔世居藏族人和生长于低海拔地区的藏族人可在某种程度上防止氧化性损伤，可能具有特殊的代谢性调节。

（二）高原医学临床研究

高原医学的临床研究主要关注急、慢性高原病，其目的是揭示高原特发疾病的发生、发展和转归。高原环境下的缺氧是引起高原病的根本原因，但是随后许多学者注意到急、慢性高原病的人群分层现象和发病时长的差异。急性高原病除了与高原低氧，加上过度的体力劳动、精神情绪过度紧张、寒冷、上呼吸道感染、饮酒、过饱、水盐摄入不当等诱发因素有关外，还与遗传因素密切相关，可能在这部分人群中从基因水平到细胞、组织器官以及生化代谢指标等都有明显的改变，存在一定的高原病易感性。慢性高原病是指长期居住在海拔 2500 m 以上地区的居民，对高原环境丧失习服所致的独特临床综合征，对该病的认识一直以来概念含混不清、标准不一。2004 年 8 月在青海西宁举行的第六届国际高原医学大会上，确立了慢性高原病的新概念，统一了其命名和分型，制订了新的诊断标准。新分型将原来的慢性高原病分为高原红细胞增多症和高原性肺动脉高压两个类型。该病的主要原因是高原低压性低氧，其病程缓慢，逐渐发展为红细胞增多、肺动脉高压、低氧血症等特征。临床以疲乏无力、头痛头晕、睡眠差、神经精神功能紊乱为主要表现。慢性高原病发生和发展的病理变化较为复杂，主要集中在：①呼吸驱动减弱；②促红细胞生成素的作用；③血红蛋白氧亲和力降低；④吸烟、肥胖、睡眠呼吸紊乱。

高原医学临床研究今后要更加注重循证医学、转化医学和精准医学的研究及应用。循证医学是指临床医生在获得了患者准确的临床依据的前提下，根据自己的临床经验以及知识和技能，分析并找出患者的主要临床问题，应用最佳、最新的科学证据做出对患者的诊治决策。其中心思想是依据基础和临床研究证据诊治疾病，任何决策都应建立在新近科学证据的基础之上，使之达到科学化。转化医学是在 2003 年由美国 EA.Zerhouni 提出的概念，其核心思想是要打破基础医学与临床医学、药物研发之间的固有屏障，将基础医学研究所获得的知识、成果快速转化为新的临床治疗理论、新的治疗方法、新的治疗技术和开发出新的有效药物。转化医学是一门综合性学科，它通过利用包括现代分子生物技术在内的方法将实验室研究成果转化为临床应用的产品与技术，同时通过临床的观察与分析帮助实验室更好地认识人体与疾病、进行更优化的实验设计来促进基础研究，从而最终实现整体医疗水平的提高、帮助患者解决医疗卫生实际问题。转化医学的内涵包含两个方面：bench to bedside（从实验室到临床）以及 bedside to bench（从临床到实验室），即通常所说的 B2B 过程。精准医学是指应用现代遗传技术、分子影像技术、生物信息技术，结合患者生活环境和临床数据，实现精准的疾病分类及诊断，制定具有个性化的疾病预防和治疗方案。它是通过每例患者基因组学、表观基因学、蛋白组学、代谢组学、信号转导学、临床症状体征及临床实验室检测数据，结合体内微生物学、外环境暴露学、社会学等资料，建立完善的个体信息档案和疾病知识共享平台；在大数据的框架下开展循证医学研究，通过长期追踪和动态分析，寻找疾病的驱动因素和分子基础，其终极目标是实现对疾病更加精准的个体化诊治和预防。提出"4P 医疗模式"：预测（prediction）、预防（prevention）、个性化（personalization）、参与（participation），以及 tidest 模式：找靶点（targeted）、整合（integrated）、以数据为基础（data-based）、循证为基础（evidence-based）、系统医学（systems medicine）、转化医学（translational medicine）。可以说，精准医学就是对 4P 模式和 TIDEST 模式的兼收并蓄。

（刘永年　杨应忠）

第二章

高原卫生健康保健

高原卫生健康保健概论

一、高原卫生健康保健的主要任务

高原卫生健康保健主要是研究高原环境对人体影响的机制、致病因素以及机能、形态改变和心理变化，发病过程和对体力、脑力的影响，以达到预防为主、保障人体身心健康的目的。其主要任务如下。

1. 大力开展高原环境特点及其对健康的影响、预防保健知识宣传普及教育工作，提高个人健康素养，加强慢病防控与管理，重视高原自我健康保健和自我健康管理。

2. 加强对各级医疗卫生人员的培训工作，掌握高原病、高原相关疾病的防治知识、理论和技能，做到预防为主，早期防治。

3. 深入研究高原环境对人体的影响机制。以暴露于高原环境的人和动物为研究对象，实验研究与临床研究相结合，揭示高原特发性疾病的发病机制，以及常见疾病在高原地区的发病特点，为这些疾病的预防、诊断、治疗和康复以及高原地区的保健等提供翔实的资料，保障高原人群的健康。

4. 调查研究高原环境对人群健康状况、劳动能力影响的各种因素以及对策，为国家和地方有关部门制定高原劳动卫生政策、卫生保健措施和个人薪酬待遇提供科学依据。

二、提高高原保健意识，正确认识高原，消除畏惧或麻痹心理

低氧是高原的主要环境特征，人们进入海拔 2500 m 以上的地区后，人体可产生明显的生物学效应。而缺氧可对机体的功能和代谢产生一系列影响，这种影响是广泛的、非特异性的，在人体的各个层次和水平上均会发生。其影响的程度和结果，除了与海拔高度有关外，还取决于进入高原的速度、停留的时间及机体的功能、代谢状态。一般来说，缓慢进入较低海拔高原时，机体的功能、代谢变化以代偿反应为主。因为人体在受到轻度缺氧刺激后，激发了机体的心、肺等器官功能发生相应的适应性调整，且又不至于造成缺氧损伤，这种调整对于人体是一次检验，这是有利于身心健康的；快速进入较高海拔高原时，由于机体的组织、器官代偿功能不全，则主要引起细胞、组织以及器官的功能代谢障碍。正确认识高原、进入高原、习服高原、适应高原，是高原移居者和高原世居者的梦想。要切实抓好进入高原人群的宣传教育工作，让进入高原的人了解和熟悉高原环境的特点、高原环境对人体的影响，掌握必要的高原医疗卫生保健知识和技能，做好自我防护措施，包括：饮食、户外活动、休息、药物和衣服以及生活卫生等方面的准备。高原环境对于大多数初上高原者来说，常常带有神秘的色彩。一定要防止两种倾向：一是心理畏惧，就是过分紧张的恐惧心理，这对于高原习服十分不利，必须要克服。因为恐惧和心理紧张都会导致机体功能发生变化从而引发或加重高原反应。二是抱着无所谓的态度，毫无任何准备，有麻痹心理。某些高原病易感性高的人，进入高原后可发生严重的高原反应甚至患急性高原病，危及生命。上述两个方面是非

常重要的高原防护的关键点，一定要正确认识，切实做好相应的心理和物资方面的准备工作。同时，提前应用相关药物（如红景天、党参、黄芪、银杏片以及多种维生素等）和适应性训练，增强心肺功能，提高机体对缺氧的代偿能力，从而提高机体缺氧的耐受力，促进高原习服。对于高原世居者来讲，要不断提高个人的健康素养，转变生活方式，改善饮食结构，持续做好高原健康保健工作，健康快乐地工作和生活。同时各级政府和广大高原人民群众要以普及健康生活、优化健康服务、加强慢性病的防控与管理、完善健康保障、建设健康环境、发展健康产业为重点，加快推进健康中国建设，努力全方位、全周期保障人民健康。

三、自我健康管理

健康管理就是帮助人们科学合理地制定健康管理计划并实施有效干预，从而达到恢复健康、维护健康和促进健康的目的。健康管理概念提出和实践最早出现在美国。美国学者 Fulop 等认为，健康管理属于公共服务，健康管理的目的在于为改善健康状况而制定、实施政策，以及组织服务和开展活动，从而维护、巩固、促进群体和个人健康。欧美国家的学者对健康管理概念的表述为"健康管理是对个人或人群的健康危险因素进行全面检测、评估与有效干预的活动过程；健康管理就是要将科学的健康生活方式提供给健康需求者，变被动的护理健康为主动的健康管理，更加有效地保护好并促进人类的健康。"中华医学会健康管理学分会和《中华健康管理学杂志》编委会在 2009 年发表的《健康管理概念与学科体系的初步专家共识》中，对健康管理概念的表述为"以现代健康概念（生理、心理和社会适应能力）和新的医学模式（生理 - 心理 - 社会）以及中医治未病为指导，通过采用现代医学和现代管理学的理论、技术、方法和手段，对个体或群体的整体健康状况及其影响健康的危险因素进行全面检测、评估、有效干预与连续跟踪服务的医学行为及过程。其目的是以最小投入获取最大的健康效益。"目前，健康管理公认的概念是：健康管理是指对个体和群体的健康危险因素进行全面管理的过程，是对健康人群、亚健康人群、疾病人群的健康危险因素进行全面监测、分析评估和预测，提供健康咨询和指导，以及对健康危险因素进行干预的全过程。其中，健康检查是基础，风险评估与干预是关键，管理（个人、人群和社会）是重点，健康促进与改善是目的。健康管理是一个连续的、动态的系统工程，包括信息采集、健康风险评估和健康干预三个方面。那么，自我健康管理是健康管理的重要组成部分，其内涵就是自己对自己的健康进行监测、分析与评估，并在日常生活和工作中采取适当的措施改善自己健康的过程。监测是为了发现健康问题，分析与评估是充分认识自我的健康状态，干预是为了解决存在的健康问题，提高健康水平。

（一）树立自我健康管理理念

1989 年世界卫生组织根据现代社会的发展，将"道德健康"纳入健康的概念之中，提出了健康的新概念：即"健康不仅是没有疾病或病痛，而且包括躯体健康、心理健康、社会适应良好和道德健康。"这一概念概括出了人的健康所包括的四个要素：①躯体健康：指身体内部各组织器官结构、功能和代谢的正常和协调统一，有赖于机体诸多调节系统维持内环境的稳定；②心理健康：指人的心理、学习、记忆及思维等均处于正常状态，表现为精神饱满、精力充沛、乐观向上，情绪稳定，能从容担负日常工作、学习和生活，能勇于克服困难，应对紧急事件、处理复杂问题；③社会适应良好：指人生活在社会中，不仅要适应自然环境，而且要适应社会环境，才能健康地生活；④道德健康：人的行为要符合社会道德规范，能承担合适的社会角色并保持良好的人际关系。健康是人的第一权利，是人类生存的第一前提，更是每个公民的责任。世界卫生组织对影响健康的因素进行过如下总结：健康 = 60% 生活方式 + 15% 遗传因素 + 10% 社会因素 + 8% 医疗因素 + 7% 气候因素。健康掌握在个人的手中。健康是人生最宝贵的财富，是良好生活质量的基础。

疾病（disease）的概念是对疾病本质认识的概括，它随人类对疾病认识水平的不断提高以及疾病本身的发展而变化，因此，疾病迄今尚无统一的定义。根据目前的认识，可将疾病的概念概括如下：疾病是机体在内外环境中一定的致病因素的作用下，因稳态（homeostasis）调节紊乱而导致的异常生命活动过程。在疾病状态下，机体对致病因素所引起的损伤可发生一系列防御性的抗损伤反应，机体的损伤与抗损伤反应，表现为疾病过程中各种复杂的功能、代谢和形态结构的病理性变化，这些变化可使机体各器官、系统之间以及机体与外界环境之间的协调关系发生障碍，从而出现各种临床症状、体征和社会行为的异常，特别是对环境的适应能力和劳动能力的减弱，甚至丧失。

要高度关注疾病发生、发展过程中的两对关系。

1. 关注躯体与心理的关系　躯体和精神构成人的生命系统中的一个有机的整体，并且共同作用于人体的全部生命活动。人的心理活动则是超越科学范畴的，甚至属于人文领域。因此要充分认识到人的心理活动在人类生存和发展中的作用和意义是至关重要的。人体健康需要身心健康的高度统一，身体健康是心理健康的物质基础和载体，心理健康是身体健康的条件和保证。人是由大脑统一指挥、各生理系统协调活动的有机体，生理活动与心理活动是互相联系、互相影响、互相制约的。人的各种心理现象都是客观事物在大脑中的反映。积极健康的心理状态，有助于调动机体的免疫功能，提高免疫水平，有益于身体健康以及疾病的康复；消极不健康的心理状态，使人容易患躯体性疾病。医学研究证明，剧烈的情绪波动，会打乱大脑功能的正常发挥，使得身体内部机能失调，引起许多疾病。同样，躯体性疾病的发生也会导致人体心理的变化甚至引起异常，反过来心理的异常又导致疾病的恶化。

2. 关注人体与时空的关系　从人的整体观和医学的发展观出发来看待疾病的发生、发展过程。人体作为一个整体，其物质、能量和信息都会随时间的改变而不断发生变化，同时人体是一个极为强大的自动控制系统和自我恢复系统，人体强大的自我恢复能力包括免疫力、修复能力、再生能力、应激能力、神经内分泌调节能力等。那么在疾病的发生发展转归过程中，疾病必将随着时间的变化而逐渐演变。因此，临床上要注重疾病动态变化，从人体的整体反应性出发，来分析疾病发生、发展以及疾病变化的原因和机制，辨证施治帮助患病的机体向着有利于康复的方面转化，向着有利于调动机体强大的自我修复能力的方向发展，从而激发机体的健康恢复能力，而不是以静态的、局部和片面的视角看待机体的功能和结构变化以及疾病的发展，这一点是极其重要的。人体是具有高级意识活动、开放的复杂生命系统，人与自然和社会环境是共生、共存的，人与环境之间相互作用、相互影响。人体是一个不断与周围环境进行物质、能量和信息交流的复杂动态平衡体系。人与环境组成了一个更大的系统。医学模式已从生物医学模式向生物 - 心理 - 社会 - 环境医学模式转变，人们开始重视心理因素、社会因素和环境因素在疾病发生中的作用。从整合医学的角度来讲，人要改善和维护个体的健康状况，从而不断适应外环境的变化，同时人类要切实保护好生存的自然环境，努力构建和谐社会，为人类生存和发展提供优良环境保障。

健康管理的基本模式是信息收集 - 风险评估 - 健康改善的不断循环往复，每循环一周，解决一些健康问题。健康管理循环的不断运行，使管理对象走上健康之路。在高原环境工作和生活，做好自我健康管理是一件对健康和提高生活质量有重要意义的事情。

疾病的产生有一个发生、发展过程，即当环境变化或其他有害因素作用于人体时，首先是身体的生理功能发生改变，但属于正常生理调节范围；继之是身体机能处于生理代偿状态，没有临床症状（亚健康）；继续发展为代偿功能障碍，出现临床症状，接下来即产生疾病。一个人从健康到疾病要经历一个发展过程。一般来说，是从低风险状态、高风险状态、早期病变、出现临床症状，到形成疾病。这个过程随疾病的差异有长有短，对于慢性疾病，这个过程可以长达几年、十几年，乃至几十年。疾病发生的各个阶段之间也没有明显的界限，因而在早期人们容易忽视一些疾病的信号，甚至一些变化往往不被轻易察觉到。自我健康管理就是在形成疾病之前进行有针对性的预防干预，可成功地阻断、延缓，甚至逆转疾病的发生和发展进程，从而实现维护健康的目的。

（二）推行自我健康管理方法

1. 健康信息收集　健康信息收集是指全面、客观、真实地采集个体的信息资料，找出危险因素，从而为下一步进行健康风险评估、制定健康管理计划、实施有效的健康维护做准备。健康管理的个人信息收集应从生理信息、心理信息和社会信息三个方面采集。具体的信息采集内容主要有以下几个方面。

（1）自我观察：准确、完整的健康信息是开展健康管理的起始点。对于自我健康管理来说，信息收集可从平常的自我健康感受和医院体检着手。自我健康感受即是指自己对自身健康状态的体验，如：近期体重的变化、睡眠情况、食欲变化、是否容易疲劳、身体各部是否感觉舒适等，这些可能是健康变化的初期感受，及时把握这些信息，了解出现这些感受的原因，是自我健康管理的重要内容之一。

（2）定期体检：医院体检是自我健康管理的重要信息来源，体检内容可分常规检查项目和专科检查项目，专科检查项目可依据个人的健康状况进行。尤其是中老年人，更应该根据个人健康状况进行年度常规健康体检或专科检查项目。长期在高原低氧环境下生活和工作，自我健康感受和医院体检可结合慢性高原病或高原地区常见病进行，具体内容参见本书相关章节。

（3）保管病历资料：医院体检资料和每次就医资料是自我健康管理的重要信息来源，一定注意长期保管。具体方法是把这些资料按时间顺序，从后向前依次粘贴，每次就医时提供给医生，这可让医生很快了解你的健康状况，还可减少一些检查项目，既省时又节约。有条件时，可建立永久性个人电子健康档案，包括体检数据、家族史、生活习惯、饮食情况、运动状况、个人疾病史以及医师处方等所有健康、疾病相关信息。

2. 健康风险评估　健康风险评估作为健康管理的核心环节，是针对个人的健康状况及未来患病、死亡危险性的量化评估，是实现健康风险管理的技术手段。通过将个人健康信息输入计算机软件进行分析、建模、评估，预测个人在以后一段时间内发生某种疾病或存在健康危险的可能性。对所收集的健康信息进行分析与评价，以评估患病的危险性，也称为疾病预测。对健康的分析与评估需要足够的专业知识，普通个人可请专业人员（医院医生）就自己的健康进行评估。

3. 健康干预　健康干预是根据健康风险评估结果，提出健康改善措施，制定个性化的健康促进计划。在健康评估的基础上，明确自我健康状况、疾病危险性和促进健康的因素，在日常生活和工作中改善自己的行为，促进健康；同时充分调动个人、家庭和社会的积极性，帮助其实施健康计划。健康干预包括健康咨询、健康教育、营养干预、运动管理、心理调节、行为生活方式干预，以及用药管理等。例如，在高原环境下，吸烟和酗酒会加重缺氧、增加心率，不利于低氧习服。因此，在生活中需要转变生活方式，戒除不良生活行为，调整饮食结构，培养良好的生活习惯，健康快乐生活。大力倡导民众结合个人的实际健康状况，积极参加各类健康大讲堂、专题健康咨询、健康知识宣传活动以及营养、运动、养生保健、慢性病预防与控制、健康管理等基本知识的学习活动。上述干预措施是一个长期的、连续的服务过程，即在健康干预措施实施一段时间后，需要评估实施效果，调整或重新制定干预方案，周而复始。只有长期坚持才能收到预期效果。

四、精准健康管理

近十余年来，随着基因组学、转录组学、蛋白质组学和代谢组学等多组学技术与方法在疾病诊断、治疗和预后等方面的研究与应用不断深入，产生了精准医学；而互联网信息技术和生物信息学的产生与发展，医学与生物医学大数据、人工智能、云计算技术的兴起，为医学大数据的挖掘与应用提供了良好的技术条件和环境；广大民众对个体健康的需求日益增加，对传统的健康管理提出了新的挑战。在此背景下，催生了精准健康管理。精准健康管理是一门促进和维护健康的精准管理学科。精准健康管理是以健康、亚健康和患病人群为管理对象，通过生物信息挖掘技术对医学大数据和生物医学大数据进行挖掘分析，进一步进行发病风险建模、评估和预测，从而实现人群精准分层管理，并通过人工智能技术，为个人全生命周期提供精准的健康咨询指导及干预服务。

精准健康管理作为一项新的健康管理趋势与策略，从它的产生背景来看，精准健康管理是医学科技发展、多学科交叉融合推动、医学模式转变的创新产物。目前，实现精准健康管理的主要技术有互联网信息技术、高通量生物多组学技术、医学及生物医学大数据挖掘技术和人工智能应用技术等。精准健康管理是一种新的健康管理模式，一方面，它遵循传统健康管理的 3 个核心环节，即健康信息收集、健康风险评估和健康干预，同时又充分考虑医学的复杂性、交叉融合性和动态扩展性等特点，利用互联网信息技术构建的大数据平台和高通量分子生物学检测技术产生的多组学大数据，极大地丰富了信息采集内容的深度和广度；另一方面，通过生物信息挖掘、人工智能等多种技术对数据进行深度挖掘、融合与应用，能够更加精准地揭示个体遗传学特征与环境因素的相互作用对健康的影响。在此基础上可以进一步开发与健康相适应的、功能强大的健康风险预测模型，进行更加精准的健康风险评估，识别高风险人群，并且对风险人群进行精准分层，对健康干预更精准、措施更具体，避免盲目干预和无效管理，从而获得最佳干预的实效。

五、人群健康与高原环境

人群健康特征可以由个体特征直接衍生而来。那么，个体健康的相关因素主要有个体遗传因素、生物因素、个人行为与生活方式、心理因素、个人经济状况等。而环境是人类生存的条件，也是人类发展的根基。人生活在环境之中，人的一切活动无时无刻不受到环境的影响，同时也在不断地影响着环境。而环境因素多种多样、错综复杂，它对人的健康影响存在着有利和有害的双重作用。近年来，人们已逐渐认识到许多疾病的发生是环境因素与遗传因素相互作用的结果。因此，全面认识环境因素，可以帮助易感个体比较准确地认识他们所处的环境暴露可能产生的健康风险，避免或控制不利的环境因素，以维护和促进人群健康，同时也可准确地评价和充分地利用与人群健康有关的各种有利环境因素，这些都是精准健康管理的重要内容。一般来说，环境因素可分为自然环境和社会环境两个大方面：自然环境因素具体包括气候因素、空气质量与大气环境污染、水体和饮用水污染、地球化学因素，而社会环境因素主要包括医疗卫生服务体系、风俗习惯和宗教信仰、人口密度与人口流动等。

青藏高原是世界上最高的高原，海拔在 3000 ~ 5000 m，个别地区超过 6000 m，平均为 4500 m，有"世界屋脊"和"第三极"之称。西藏高原全区地势西北高、东南低，是青藏高原的主体部分。青藏高原气候总的特点是：日照时间长，辐射强烈；气温较低，温差大；干湿分明，多夜雨；冬春干燥，多大风；气压低，氧气含量低。全地区平均气温由东南向西北逐渐递减，年均温度为 2.8 ~ 11.9 ℃，温差较大。最温暖的西藏东南地区年均温度约 10 ℃，雅鲁藏布江河谷地带年均温度为 5 ~ 9 ℃。东部横断山脉地带，月均温度在 10 ℃以上的时间有 4 个月左右。藏北和青南高原大部分地方年均温度在 0 ℃以下。喜马拉雅山脉及其北麓山地年均温度在 3 ℃以下。总之，高原环境的气候特征是低气压、低氧、低温、强辐射、干燥、大风及昼夜温差大等，这些高原自然环境因素对人体健康和工作效率有一定的影响。其中，低氧是高原环境的主要特征。虽然高原上空气的氧气体积分数与平原相同，均为 21%，但由于高原地区空气中的气体分子密度减小，空气稀薄，气压降低，氧分压也随之降低，即高原环境单位容积空气中氧的分子数较平原明显减少。由于吸入气氧分压下降，使得肺泡气氧分压降低，肺弥散功能下降，引起动脉血氧分压和血氧饱和度降低，导致机体缺氧。因此，氧分压降低引起的低压低氧是高原环境影响人体的最主要因素。平原地区的人进入高原后，某些人可因低氧而发生急性高原病；而长期居住在高原环境中的一部分人则能发生慢性高原病。近年来，高原医学研究者基于上述事实，通过对人群及高原病患者的系统研究，包括易感基因筛选、高原病基础与临床研究等，提出了高原病易感性概念，并实施了高原病易感人群筛查的策略。根据目前的研究，虽然高原病患者在基因水平发现了一些相关基因的异常，然而尚未筛查出明确的易感基因。这些患者在器官功能和生化代谢指标均有明显的变化。今后高原病易感性预测应着眼于基因筛选检测，结合心率变异测定、肺功能测定、低氧反应、最大摄氧量，以及血液糖皮质激素以及醛固酮水平测定等联合检测方法，系统构建高原病易感性预测模型。

高原居民日常健康保健

由于高原所特有的地形、气候（低氧、低气压、强紫外线、寒冷、干燥）和水文特点，以及人体对高寒低氧等特殊地理环境中生理适应（习服）及损伤机制的不同，高原人群的生活、工作亦会有不同于平原地区的地方。下面介绍高原居民日常基本的健康保健知识和劳动卫生保健要求。

一、高原居民日常基本健康保健

1. 保持精神心理健康　随着人们生活水平的提高，无论是现代医学的临床实践，还是数千年来人们的生活经验总结，充分证明精神心理健康对人体健康具有重要的作用。有研究表明高原特殊的地理环境（低氧），会使长期居住在高原的人产生各种各样精神心理方面的影响，长期生活在高原低氧环境的人，更应该保持精神心理健康。高原环境中，人的心理因素起着很大的作用，心理适应可以明显改善个人的生理状况，有显著的心理防护意义。因此，要培养心理养生的意识和习惯。所谓心理养生，是指人在日常生活与劳动中，善于稳定情绪，能够保持心境平和，并使自己经常处于健康的心理与良好的精神状态之中，从而达到快乐地生活、工作的目的。

2. 注意饮食及营养　高原地区食物种类相对比较单一，不利于机体营养平衡。由于高原地区气候四季无暑、一霜成冬，加之雨水少，昼夜温差大，不利于蔬菜和水果生长。大多数高原地区居民的饮食结构是以传统的牛羊肉、奶、酥油茶等高蛋白、高脂肪食品为主，而蔬菜、水果的摄入量明显不足。这种饮食结构不利于机体营养平衡，会导致高脂血症、诱发糖尿病。当然，牛羊肉、奶、酥油茶这类高蛋白、高脂肪食物，对于增强体力、储备能量、增加抗寒力有重要作用，是备受生活在高原地区居民青睐的主要原因。如今，同全国其他地方一样，随着改革开放及社会的进步，国家多种惠民工程的实施，高原地区生产方式和生活方式发生了很大变化。人们的劳动强度大大下降，体力消耗明显降低。如果还是传统不变地食用高脂肪、高热量食品，就会导致能量储备过多、消耗过少而打破机体的"储、耗"平衡，多余的脂肪就会富集在体内导致肥胖和高脂血症等。所以，合理的饮食结构应该根据不同人群生活环境、劳动强度、体力消耗等情况进行"量身制作"。根据人体不同生长阶段的需要合理调整，对于生长和发育中的儿童及青少年、从事体力劳动人群，适当进食富含蛋白质、高热量食物是有益的，高糖膳食可提高动脉血氧分压，有助于加快体力和脑力的恢复，膳食中糖类的比例应适当增加，一般达 70% 左右，而脂肪的比例应降低；对于中老年人、工作悠闲轻松以及从事脑力劳动的人群，则要适当降低高脂肪、高蛋白食物的食用比例。高原居民在日常饮食中，要保证维生素的摄入以及微量元素、无机盐的补充，如维生素 A、维生素 B_1、维生素 B_2、维生素 B_6、维生素 B_{12}、维生素 C、维生素 D 和维生素 E 等，以及 Fe、Zn、Cu 和 Mn 等微量元素及 Ca 和 Mg 等无机盐。高原饮食还要注意吃热食、喝热汤，饭菜应易消化，避免生冷饮食或暴饮暴食。

3. 充分休息，保证睡眠　睡眠是人体重要的生命活动，占据了生命约 1/3 的时间。良好的睡眠对体力、脑力的恢复具有重要意义，而睡眠紊乱将导致认知功能障碍、日间作业能力下降以及焦虑、抑郁等不良情绪的产生。高质量的睡眠是人体正常工作生活的前提，充足而质量较高的睡眠对于久居高原的人群来说更加重要。因为高原低氧环境对睡眠有一些不利的影响，如睡眠延迟、频繁觉醒、浅睡眠状态等。对于长期居住高原的人群，一些人出现长期睡眠紊乱，不仅对生存质量及日间工作能力产生影响，而且可导致各类心理、生理性疾病的产生，并可能与慢性高原病具有相关性。研究者建议，可采取不同的方法改善其在高原的睡眠质量，包括增加夜间睡眠期低流量吸氧，以及使用苯二氮䓬类、乙酰唑胺、复方红景天等药物进行调整，必要时可服用小剂量的镇静安眠药。研究发现，在高原环境中增加人体吸入气氧浓度，可大大改善睡眠质量和认知能力。因此，在高原环境建设富氧室是非常必要的。

4. 适度运动锻炼　良好的身体素质有利于提高对高原恶劣自然环境条件的适应能力。研究发现，在高原环境下长期生活时，适度运动锻炼对人体的机能会有以下几个方面的积极生理效应：第一，心肺系统功能改善、血红蛋白增加，使机体携带和运送氧气的能力增加；第二，机体利用氧气的能力增加；第三，增加肌糖原含量，加强组织细胞缺氧条件下糖降解能力，使肌肉具有更高的耐酸能力和氧利用效率；第四，肌肉能量储备增加；第五，提高机体对缺氧的耐受能力，提高大脑对缺氧的适应性和稳定性。世居高原人群的运动多为散步、慢跑，以及乒乓球、羽毛球、网球等运动。经常运动有以下好处：促进体内多余脂肪的代谢，可有效地减少高血压、糖尿病、冠心病的发病率。对于患有以上疾病的患者，可以有效地控制血糖、血压在正常范围之内。增强机体内肌肉的含量，强壮的肌肉可以维持更多的水分，避免体内水分的丢失，可有效提高机体抗疲劳能力。运动是机体加快代谢、发泄不良情绪的一种方法。研究发现，经常运动的人群可以将负面情绪尽快宣泄，心态更加平和，心理更加健康，减少心理疾病的发生。经常运动可以使肌肉骨骼更加强壮，关节更加灵活，抗击打能力较强，较少发生骨折、拉伤、扭伤等疾病。合理适度的运动锻炼可以提高心肺功能，从而减少高原病的发生。

5. 保证饮水量　根据高原环境的特殊性，为保证机体正常生理需要，高原人群必须增加水的摄取量，以补充从皮肤及呼吸中所散失的水分。高原空气湿度低，缺氧致呼吸次数增多，肺通气量增大，同时气候干燥，日照较强，从皮肤及呼吸道散失水分多，加上血红蛋白增高，导致血液黏稠度增加，极易形成血栓，引发心脑血管意外。为保证机体正常生理需要以及预防心脑血管意外的发生，久居高原人群必须增加水的摄取量，以补充从皮肤及呼吸中所散失的水分。

在高原环境中成人每天的生理需水量较平原地区成人高，一般以 2.5 ～ 4 L 为宜，初到高原者不宜饮水过多。饮水过多会增加心脏的负担，对机体不利。饮水提倡喝开水或饮料，不要喝生水。总之，高原环境中要注意调节人体内水的出入量，保持水的平衡。

6. 环境湿度调节　高原地区寒冷且干燥，调整合适的环境湿度对人体的健康是非常有益的。那么在不同的季节环境湿度多少才合适呢？相对湿度通常与气温、气压共同作用于人体。现代医学研究表明，对人体比较适宜的相对湿度为：夏季室温 25 ℃时，相对湿度控制在 40% ～ 50% 比较舒适；冬季室温 18 ℃时，相对湿度控制在 60% ～ 70%。夏季三伏时节，由于高温、低压、高湿度的作用，人体汗液不易排出，出汗后不易被蒸发掉，因而会使人烦躁、疲倦、食欲缺乏；冬季湿度有时太小，空气过于干燥，易引起上呼吸道黏膜感染，患上感冒。干燥的高原环境中，人体常常会出现一些不适表现，如鼻出血、唇裂、皮肤干燥等，此时室内可使用空气加湿器、放几盆水等方式以增加居住环境的湿度。无论是什么时间和季节，调整合适居住环境的相对湿度，对人体的健康都是非常有益的。

二、高原劳动卫生保健

在高原地区从事体力劳动及脑力劳动，由于受低氧环境的影响，加重了人体的生理负荷，导致人体的各种生理学指标明显降低，并且随着海拔的升高，生理负荷显著递增。了解高原环境对人体影响的特点，对于高原环境下的工作是非常重要的。尽管在高原上限制劳动能力的因素与平原相同，但由于特殊的高原低氧环境以及综合气象条件的影响，使人体的生理功能及储备大大降低，人的体力和脑力明显降低。由于随着海拔的升高，动脉血氧饱和度下降，机体组织细胞摄氧量下降，组织细胞缺氧，氧化磷酸化过程受阻，能量代谢降低，引起机体活动能力下降。长期研究观察证明，高原世居者，其高原劳动能力也低于条件相同的平原人和他们自己在平原的水平。平原人移居高原时，在高原环境下，体力以及劳动能力都有降低，降低的程度与海拔高度、进入高原的速度和在高原的习服程度等因素有关。研究表明，缺乏高原适应性锻炼者进入高原，其劳动效率在海拔 3500 m 处较平原地区降低 12.61%，在海拔 4500 m 处降低 18.78%。随着对高原环境的习服，劳动能力逐渐恢复，但始终达不到其在平原的水平。低氧对劳动能力的影响主要表现在有氧劳动能力下降。随着对低氧习服水平的提高，有氧劳动能力逐步提高，以世居者的有氧劳动能力最高，但是仍然低于平原劳动者水平。因此，在高原地区工作，其劳动卫生特点有别于平原地区，高原低氧是高原地区劳动能力下降的始动因素。

（一）高原劳动卫生的基本原则

1. 降低劳动强度　国家对劳动者的劳动强度和限制制定了相应的劳动卫生法律及法规，这些法律及法规不仅是劳动生理和劳动保护的重要内容，也是确定劳动强度，划分劳动等级，制定用工制度、劳动福利及保险等的科学依据。高原环境中，劳动强度分级不同于平原地区。根据国家《体力劳动强度分级》将劳动强度分为轻、中、重、很重四级，海拔每升高 1000 m，劳动强度增加一个等级，如在海拔 3000 m 时，工作为中体力劳动强度，而在海拔 4000 m 时，同样的工作则为重体力劳动强度。

2. 减少工作时间　因受高原低氧的影响，人在高原环境中的劳动能力降低，并且随着海拔的升高显著下降，工作疲劳后恢复体力和脑力的时间明显延长，尤其是重体力劳动者。根据医学调查研究，建议海拔 2000 m 以上，每日工作 7 h；海拔 3000 m 以上，每日工作 6 h；海拔 4000 m 以上，每日工作 5 h。

（二）劳动卫生的具体保健要求

1. 适宜的工作强度　高原地区工作时，除要考虑低氧对人体劳动能力影响外，还要考虑高原低温、大风等加重体力负荷的气象因素的影响，合理安排工作量、工作时间和工作强度。

2. 合理的休息　在高原地区进行体力和脑力劳动时，要适当缩短工作时间，增加休息时间，以便体力和脑力的恢复。休息的方式可多样化，要劳逸结合。

3. 保证充足的睡眠　一般成年人的睡眠时间应保证 7～8 h，但高原低氧环境下，睡眠质量下降，适当延长睡眠时间对恢复体力是有益的。

4. 适当锻炼身体　安排合理的体育锻炼对劳动者是必要的，一方面强身健体，另一方面可提高工作效率。但要尽量避免剧烈的体育活动。

5. 合理的饮食　合理营养是提高劳动能力和工作效率的保障措施，要多食碳水化合物，增加蛋白质和脂肪的摄入量，保证维生素的摄入，适当补充微量元素。饮食的品种要多样化，保障各种蔬菜和水果的摄入。

6. 定期检查身体　定期检查身体在于及时发现缺氧对人体所造成的损伤，以便早期诊断和治疗。一般情况下，在高原环境工作时 8 ~ 12 个月应体检 1 次。

三、影响人体对缺氧耐受性的因素

人体对缺氧有一定的耐受能力，不同年龄、机体功能、代谢状况、营养状况、生活环境等都可以影响到人体对缺氧的耐受。影响机体对缺氧耐受性的因素很多，主要取决于机体的代谢耗氧率和机体的代偿能力。

（一）人体代谢耗氧率

基础代谢率高者耗氧多，对缺氧耐受性差，如发热、甲状腺功能亢进、中枢神经兴奋、体力活动、寒冷、情绪激动等状况均可增加人体耗氧量，对缺氧耐受性较差；反之，体温降低、中枢神经抑制、低温麻醉等可降低人体基础代谢率和耗氧率，提高其对缺氧的耐受性。

（二）人体的代偿能力

人体通过呼吸、循环和血液系统的代偿反应能增加组织的供氧量；通过组织、细胞的代偿反应能提高对氧的利用率。这些都可以提高人体对缺氧的耐受性。但是这些代偿反应能力存在着显著的个体差异，因而个体对缺氧的耐受性明显不同。有严重的心、肺疾病及血液病患者由于代偿反应差，对缺氧的耐受性低。能引起心、肺储备功能降低的各种因素，都可导致机体对缺氧耐受性下降。应该指出的是，机体的代偿能力可以通过锻炼提高。

（三）适应性锻炼

体育锻炼可以改善心肺功能，增强肺的通气与换气效率，增加心输出量，提高血液携氧能力，还可以提高各种氧化酶的活性，从而提高机体对缺氧的耐受性。进入高原之前，开展以增加耐力为特征的适应性锻炼，可以增强机体进入高原后对缺氧的耐受，降低高原病的发生率。运动员在适当低氧环境中进行训练，可以提高抗缺氧能力，进而有效提高运动成绩。我国部分运动员在大赛前会到青海多巴国家高原体育训练基地、云南高原体育训练基地进行集训，通过集训提高运动员耐缺氧能力，进而有效提高运动成绩。

（四）年龄

人体对缺氧的耐受性与年龄有很大的关系。研究表明，新生儿对于缺氧的耐受性要高于成年人。临床上新生儿出生过程中对缺氧的耐受性也较高，这可能与体内糖酵解过程较强和心肌内糖原含量较多有关。老年人对缺氧的耐受性较低，这可能与老年人的肺功能减弱以及体内组织细胞摄取利用氧的效率下降有关。

（五）个体差异和器官差异

对缺氧耐受能力存在明显的个体差异。在同一海拔高度，有的人可以正常生活而没有明显的症状，但有的人却出现明显的高原反应。在高原环境中，某些身体强壮的中青年人，因代谢耗氧率高，如果代偿反应能力不充分，反而对缺氧的耐受性差；相反，某些体弱多病者（无心、肺疾病者）由于代谢耗氧率较低，对缺氧的耐受性较高。研究显示，高原肺水肿、高原红细胞增多症等急、慢性高原病有遗传易感性，存在相关易感基因。机体内部不同器官、组织因耗氧量不同而对缺氧的耐受不同。中枢神经系统是机体内耗氧量最大的器官，对缺氧耐受差；相反，骨骼、结缔组织因耗氧量小，因而对缺氧耐受性相对较好。

高原病防治

缺氧是临床上极为常见的病理过程，是造成许多疾病的主要原因之一。很多疾病或病理过程都可以引起缺氧，如冠心病、肺心病、脑卒中、糖尿病、肿瘤、呼吸功能障碍、休克、水肿等。而缺氧对肿瘤、呼吸系统疾病、心血管系统疾病、代谢性疾病等疾病的发生发展和转归产生重要影响。在某些情况下缺氧还可以直接引起疾病，其中最为典型的就是高原病。高原病（high altitude disease，HAD）是指在高原低压低氧环境下发生的一类高原特发性疾病，根据发病急缓分为急性高原病和慢性高原病两种类型。

一、急性高原病

急性高原病（acute high altitude disease，AHAD）一般指由平原进入高原或由高原进入更高海拔地区时，人体在数小时至数天内对低气压低氧不适应，引起代偿功能失调后，所表现出的一类高原疾病。我国按不同表现将其分为急性轻型高原病（acute mild altitude disease，AMAD）、高原肺水肿（high altitude pulmonary edema，HAPE）和高原脑水肿（high altitude cerebral edema，HACE）三种类型。

（一）急性轻型高原病

急性轻型高原病也称为急性高原反应（acute high altitude response），是指机体由平原进入到高原地区或久居高原进入到更高海拔地区，在数小时乃至1~3天内出现头痛、头晕、恶心、呕吐、心悸、胸闷、气短、乏力、纳差、睡眠障碍等一系列表现的临床综合征。一般急速进入高原人群发病率高，症状较重，而缓慢进入高原者反应相对较轻。经过高原短期适应或对症治疗，相关症状及体征可显著减轻或消失。

1. 致病因素　高原低压低氧导致缺氧是急性轻型高原病的根本原因。过度体力劳动、精神情绪过度紧张、寒冷、上呼吸道感染、饮酒、饮食不当、水钠代谢紊乱等因素常是急性轻型高原病发病的诱发因素。

2. 发病机制　目前研究认为急性轻型高原病与以下因素相关。

（1）低氧血症：急性轻型高原病患者对高原低压低氧环境反应迟钝，肺通气和流速显著降低，残气量显著增加，肺弥散功能减弱，细胞摄氧减少。同时，急性缺氧时肺泡表面活性物质合成减少，导致肺泡氧合效率降低，引起动脉血氧分压（PaO_2）和血氧饱和度（SaO_2）显著降低。

（2）体液重分配：机体暴露于高原环境可导致体液重分配，既可引起脱水，也可引起液体潴留。一般发生急性轻型高原病患者多伴有抗利尿反应，发生液体潴留，而高原适应良好者则出现轻度利尿反应，发生脱水。其机制与体内抗利尿激素（ADH）、肾素-血管紧张素-醛固酮系统（RAAS）以及心房钠尿肽（ANP）的改变相关。

（3）颅内压增高：急性轻型高原病患者出现的头痛、头晕、恶心、呕吐等症状与颅内压增高相关。可能机制为：①高原缺氧引起脑血管扩张，导致脑血流增加，引起毛细血管压增高；②缺氧引起脑毛细血管通透性增高，引起血管内外液体交换失衡；③缺氧导致脑细胞能量供给不足，细胞膜钠泵功能障碍，细胞内 Na^+ 增加，渗透压增高，过多水分进入脑细胞，引起细胞内外液体交换失衡。

3. 临床表现

（1）症状：依据发生频率，急性轻型高原病的主要临床症状依次为头痛、头昏、气促、心慌、食欲减退、倦怠、乏力、恶心、呕吐、腹胀、腹泻、胸闷、失眠、眼花、嗜睡、眩晕、鼻出血等。其中头痛、头昏是最早出现的症状，多呈持续性。部分患者头痛、头昏剧烈，常伴记忆力减退，判断力下降。同时，由于缺氧导致胃肠道血流减少引起消化液分泌减少，胃肠蠕动减弱而引起消化功能紊乱。

（2）体征：急性轻型高原病常见体征是心率加快、呼吸深快，血压轻度异常，颜面和（或）四肢水肿、发绀等。心率多在 100 次 / 分左右，心音增强，口唇、面部可出现发绀。这种反应出现很快，初上高原者数小时至 1～3 天内出现症状，多数人能耐受，一般 5～10 天可逐渐缓解。

4. 实验室检查

（1）心电图：排除心脏原发疾病，心电图一般无特异性改变，多显示心率显著快于进高原前。

（2）血气分析：血气主要表现为 PaO_2 及 SaO_2 明显降低。

5. 诊断 急性轻型高原病的临床诊断标准为：进入高原或由高原进入更高海拔地区发生的一系列症状及体征，经过在高原短期适应或经过对症治疗，其症状及体征显著减轻或消失。目前国际上通过 Lake Louise 急性高原反应评分标准进行诊断，当症状计分值大于 4 分时考虑为急性轻型高原病。

6. 治疗

（1）休息：轻者一般不需要特殊治疗，休息 3～5 天即可自愈。中度和重度者要避免过多活动。

（2）吸氧：吸氧可以缓解患者高原恐惧心理，稳定情绪，减轻某些症状反应（如头痛、头昏、气促等），改善睡眠。但应注意采用低流量（1～2L/min）持续性给氧方式进行吸氧。

（3）预防感冒，防治感染：进入高原前，尽量不要感冒，一旦发现，及时服用抗感冒药；注意保暖防寒，积极预防和治疗上呼吸道感染。

（4）药物治疗：头痛、头昏可服用去痛片、氨非苯等，也可服用阿司匹林或复方阿司匹林，但应注意其副作用。恶心呕吐可服用甲氧氯普胺片，也可肌内注射氯丙嗪进行预防。水肿明显者可服用呋塞米或氨茶碱片进行治疗。睡眠障碍可服用小剂量地西泮进行治疗。

7. 预防　充分、恰当的预防措施可以有效减少或预防急性轻型高原病的发生：①保持良好的心态；②防寒保暖，避免上呼吸道感染；③进入高原初期注意休息，避免剧烈运动，保证充足睡眠；④进行阶梯适应训练。

（二）高原肺水肿

高原肺水肿（high altitude pulmonary edema，HAPE）是指人体进入高原或由高原进入更高海拔地区时，由于高原缺氧导致肺动脉压突然升高、肺血容量增加、毛细血管内液体渗出至肺间质及肺泡而引起的以肺间质或肺泡水肿为特征的一种高原特发病，是一种非心源性肺水肿。HAPE发病率为0.5%～1%，往往在急性高原反应的基础上发病，发病高峰在进入高原3天内，最短者进入高原数小时即发病。本病发病急、进展快，救治不及时可导致死亡。

1. 发病机制

（1）肺动脉压增高：①高原缺氧引起肺动脉不均一收缩，血液转移至收缩弱的部位，导致该部位毛细血管内压增高；②高原缺氧引起血管内皮细胞损伤，内皮细胞分泌的扩血管物质 NO、PGI_2 减少，缩血管物质内皮素（ET）、血栓素 A_2（TXA_2）增多导致肺动脉压增高；③血管内皮细胞损伤引起局部血栓形成，导致血液转移至未被栓塞部位，造成该部位毛细血管内压增高。

（2）肺毛细血管通透性增高：①肺动脉压增高对血管内皮造成机械性损伤；②缺氧时炎症细胞聚集、分泌炎症因子、活性氧等物质引起血管内皮细胞通透性增加，液体渗出增多。

（3）肺血容量增加：高原缺氧环境下，部分人会出现水、电解质代谢紊乱，导致水钠潴留引起肺血容量增加，这与抗利尿激素（ADH）分泌增多、RAAS 系统活性增强、心房钠尿肽（ANP）分泌减少相关。

2. 临床表现

（1）症状：早期患者出现疲乏、全身无力、头痛、头昏、胸闷、心悸、气促、精神萎靡、神志恍惚等症状，继之出现咳嗽，咳出白色或黄色泡沫痰，重者咳出粉红色或血性泡沫痰，痰量少至几口，多至大量从鼻口涌出，患者烦躁不安，不能平卧，神志模糊甚至昏迷。剧烈咳嗽、咯粉红色泡沫痰是其典型特征。

（2）体征：突出体征是肺部有湿啰音，重者双肺布满湿啰音，并伴痰鸣音，心音常被遮盖，轻者双肺或一侧肺底可闻及细湿啰音。患者颜面、口唇、甲床明显发绀，重者面色灰暗。

3. 实验室检查

（1）血常规检查：白细胞大多正常或轻度增高，中性粒细胞正常或轻度增高。如白细胞及中性粒细胞增高，表明合并感染。

（2）X 线检查：患者双肺可见以肺门为中心向单侧或两侧肺野呈点片状或云絮状浸润的模糊阴影，分布形状如"蝙蝠翼"或"蝶形"，向外呈扇形伸展，肺尖及肺底可不受累。早期患者可只有肺纹理增粗表现，重症病例常伴有胸腔积液；肺动脉圆锥常凸出，心影可向两侧扩大，恢复后心脏比例可缩小而复原。

（3）心电图检查：患者常出现窦性心动过速，心电轴右偏，右束支传导阻滞，肺性P波或高尖P波，T波倒置及ST段下降等改变。治疗好转后，心电图改变可逐渐恢复。

4. 诊断

（1）近期抵达高原，出现静息时呼吸困难、胸部压塞感、咳嗽、咯白色或粉红色泡沫状痰，患者感全身乏力或活动能力降低。

（2）一侧或双侧肺野出现湿啰音或喘鸣，发绀，呼吸急促、心动过速。

（3）胸部X线片可见以肺门为中心向单侧或两侧肺野呈点片状或云絮状浸润阴影，常呈弥漫性、不规则性分布，亦可融合成大片状阴影。心影多正常，但亦可见肺动脉高压及右心增大征象。

（4）临床表现及心电图等检查排除心肌梗死、心力衰竭、肺炎等其他心肺疾患。

（5）经卧床休息、吸氧等治疗或低转，症状迅速好转，X线征象可于短期内消失。

5. 治疗

（1）早发现、早诊断、早治疗。最可靠有效的方法是立即下降海拔至少1000 m，并绝对卧床休息，取斜坡卧位。

（2）吸氧是治疗的关键，强调早期给氧。吸氧4～6 L/min，缓解后改为2～3 L/min，注意吸氧不能断然停氧，以免病情反复加重。高压氧舱治疗更为有效。

（3）应用硝普钠等扩血管药物降低肺动脉压可有效改善患者临床症状及体征，但对于伴有脱水或血压下降的患者应慎用。

（4）可应用脱水剂或利尿剂减少肺血容量，应用糖皮质激素降低肺毛细血管通透性并提高机体应激能力。合并呼吸道感染者给予抗生素治疗。

6. 预防

（1）进入高原前应了解高原环境特点及高原健康的基本知识，消除恐惧心理，保持心情舒畅。

（2）进入高原前进行健康体检，患有严重器质性心血管疾病或肺部疾病者不宜进入高原。发生上呼吸道感染者应待疾病痊愈后再进入高原。

（3）进入高原前应进行低氧耐受性训练，提高机体抗缺氧能力，同时要避免急进高原。

（4）进入高原后要注意休息，逐渐增加活动量，避免过度劳累。注意保暖，避免受寒感冒。

（5）患过高原肺水肿的人容易再次发病。对于易感者，进入高原前要适当服用预防药物，进入高原后要给予低流量持续吸氧，必要时按高原肺水肿治疗方案进行治疗以预防高原肺水肿的发生。

（三）高原脑水肿

高原脑水肿（high altitude cerebral edema，HACE）是指人体急速进入高原或从高原迅速进入更高海拔地区，由于高原缺氧引起严重脑功能障碍，出现严重的神经精神症状、共济失调甚至昏迷的一种高原特发病。其特点是起病急骤，进展迅速，常合并高原肺水肿、多器官功能衰竭等，病死率高。高原脑水肿的发病率为 0.5%～2%，高原缺氧是发生高原脑水肿的根本原因。

1. 发病机制

（1）脑细胞能量代谢障碍：高原缺氧使脑细胞代谢发生障碍，能量生成不足，细胞膜钠泵功能障碍，细胞内 Na^+ 增加导致细胞内渗透压增高，水分进入细胞内形成细胞内水肿。

（2）脑微血管通透性增高：缺氧使脑微血管内皮细胞受损，微血管通透性增高，液体渗出形成间质性脑水肿。

（3）脑微循环流体静压增高：缺氧导致脑血管扩张和脑血流量增加，同时高原缺氧引起的机体水电解质紊乱，导致水钠潴留，进一步增加脑血流量，使得脑循环内流体静压升高，引起液体外渗。

2. 临床表现　高原脑水肿的突出临床表现是意识丧失。患者在意识丧失前出现剧烈头痛、恶心呕吐、烦躁不安、躁动、谵妄等症状。可出现发绀、呼吸困难、视物模糊、颈项强直或抵抗，对光反射迟钝，瞳孔散大、视神经盘水肿等体征。

3. 实验室检查

（1）血常规检查：大多数患者白细胞及嗜中性粒细胞数增高，随着脑水肿的好转而很快恢复正常，合并细菌感染则白细胞数及嗜中性粒细胞显著增高。

（2）脑脊液检查：脑脊液压力常轻度到中度增高，增高范围 18 ～ 60 cm 水柱（1.76 ～ 5.88 kPa），脑脊液蛋白可轻度增高，生化检查正常。

（3）眼底检查：常见视网膜及视神经盘水肿，中心静脉淤滞，部分患者可见视网膜出现点片状或火焰状出血。

（4）影像学检查：头颅 CT 扫描可见大脑呈弥漫性密度减低，脑室脑池变小，脑沟变浅、消失，外侧裂变小等脑水肿表现。MRI 检查可见 TW_2 期信号延长改变，病变主要在白质。

（5）脑电图检查：脑电图检查均呈异常表现，主要表现为枕区 α 波的急剧减少或消失，以 δ 波为主的慢波占优势，并呈弥漫性异常分布。

4. 诊断

（1）近期进入高原（海拔 3000 m 及以上），或由高原进入更高海拔地区，出现严重头痛、呕吐症状，经现场卧床、低流量吸氧等对症治疗症状无缓解。

（2）出现表情淡漠、精神忧郁或烦躁不安、步态蹒跚、颅内压增高体征、脑膜刺激征和（或）锥体束征阳性等精神神经症状和体征。

（3）眼底检查出现视神经盘水肿和（或）视网膜出血、渗出。

（4）脑脊液压力增高，细胞数及蛋白含量变化不明显。

（5）影像学检查出现脑水肿征象，脑电图检查可见慢波异常为主的表现。

（6）排除其他原因引起的神经精神症状和昏迷。

5. 治疗　治疗原则：卧床休息、吸氧、脱水、保护脑功能。在及时组织就地抢救的同时，应尽早转送患者至低海拔地区或平原，但在病情未稳定的情况下，严禁长途运送患者。

（1）一般治疗措施：患者必须绝对卧床休息，降低氧耗。

（2）吸氧：采用低浓度、低流量、持续给氧，以 2 ~ 4 L/min 为宜。

（3）药物治疗：使用脱水利尿药消除脑水肿，降低颅内压，糖皮质激素减轻毛细血管和细胞膜的通透性及炎症反应，纠正水、电解质、酸碱平衡紊乱，应用抗生素预防和控制感染，代谢类药物促进脑细胞代谢及改善脑循环。

6. 预防　加强对高原脑水肿的健康教育，克服紧张、恐惧心理。进行健康体检，患有严重的心肺疾病者，不建议进入高原。进入高原前进行耐低氧适应训练，缓进高原，进入高原后注意休息，避免剧烈运动，合理安排饮食，注意保暖，避免感冒，及时巡查，做到早发现、早诊断、早治疗。

二、慢性高原病

慢性高原病指长期居住在海拔 2500 m 以上的人群，因对高原环境习服不良或丧失适应而发生的临床综合征，以红细胞增多、肺动脉高压和低氧血症为特征，高原缺氧是主要发病原因。高原移居者和世居者均可发病。慢性高原病主要有高原红细胞增多症（high altitude polycythemia，HAPC）、高原心脏病（high altitude heart disease，HAHD）、高原血压异常（high altitude abnormal blood pressure，HAABP）、高原衰退症（high altitude deterioration，HADT）等。

（一）高原红细胞增多症

高原红细胞增多症是指长期居住在海拔 2500 m 以上的居民，对高原低氧环境失去习服而导致的临床综合征，其特征是红细胞过度增多（女性 Hb ≥ 190 g/L，男性 Hb ≥ 210 g/L）和低氧血症，是最常见的一种慢性高原病，男性多于女性。患者移居到低海拔地区后，其临床症状逐渐减轻或消失，如果重返高原则病情复发，高原缺氧是其发病的主要原因。青藏高原是世界上 HAPC 发生率最高的地区。

1. 发病机制

（1）低氧通气反应降低：低氧通气反应（hypoxic ventilatory response，HVR）指肺泡与动脉血氧分压逐渐减低时的肺通气变化，是评价外周化学感受器对低氧反应的主要指标。高原世居者和久居者由于对高原环境的习服（适应），导致 HVR 降低，肺泡气氧分压下降，出现低氧血症和高碳酸血症。

（2）促红细胞生成素分泌增加：促红细胞生成素（erythropoietin，EPO）能够加快红细胞成熟，防止细胞凋亡。高原缺氧环境下，肾小管间质纤维细胞分泌 EPO 增加，促使核红细胞分裂，加速红细胞成熟，血液中红细胞数增多。当血细胞比容超过 60% 时，血液黏滞度显著增加，血流缓慢，血液在微循环淤滞，加重组织缺氧。

（3）血红蛋白氧亲和力下降：高原环境下机体 2,3-DPG 含量明显升高，血红蛋白与氧亲和力下降，氧离曲线右移，组织摄氧增多。但当 2,3-DPG 含量异常增多则可造成肺部血红蛋白与氧亲和力显著降低，使血液从肺泡摄氧过程发生困难，血液中氧分压下降，促使 2,3-DPG 的合成进一步增加，导致 SaO_2 降低，形成恶性循环，最终发展为更严重的红细胞增多。

（4）吸烟、肥胖及睡眠呼吸紊乱：吸烟不完全燃烧产生 CO 进入血液，与血红蛋白结合使之降低与氧亲和力；同时导致血管内皮细胞损伤、肿胀，血管狭窄，影响血液循环，减少组织摄氧量，进一步加重低氧血症，导致 HAPC。高原地区特别是海拔 3000 m 以上，人体体重指数与血红蛋白浓度呈正比，而与 SaO_2 呈反比，体重越大，越容易发生 HAPC。高原环境中常出现睡眠呼吸紊乱，尤其是超重或肥胖者，睡眠期间 SaO_2 下降，出现缺氧，易致红细胞增多。

2. 临床表现　HAPC 患者临床症状的改变与血液学变化引起的组织缺氧程度有关，表现为头痛、头晕、气短、胸闷、心悸、乏力、睡眠障碍、精神萎靡、耳鸣、消化功能紊乱，重者出现晕厥、视物模糊、杵状指（趾）、手指（脚趾）麻木、感觉异常等症状。主要体征是口唇、面颊部、耳廓边缘、指（趾）甲床等部位呈青紫色，面部毛细血管扩张呈紫红色条纹。眼结膜与咽部充血，舌质紫色，部分患者有颜面和下肢水肿。

3. 实验室检查　血红蛋白浓度和红细胞数异常增高。红细胞呈圆形，外形光滑，呈大细胞高色素外观，白细胞总数及分类在正常范围，血小板计数与同海拔健康人相同。骨髓象显示红系旺盛增生或正常，粒系及巨系无明显变化。血气分析表现为显著的低氧血症及相对高碳酸血症。

4. 诊断 海拔 2500 m 以上高原发病。男性 Hb ≥ 210 g/L，红细胞比容 ≥ 65%；女性 Hb ≥ 190 g/L，红细胞比容 ≥ 60%；伴肢体麻木、出血倾向、精神萎靡、感觉异常等精神神经症状，排除其他原因者即可诊断为高原红细胞增多症。

5. 治疗 高原红细胞增多症最有效的治疗是下送平原或低海拔地区，就地根据以下原则进行治疗，但效果均不满意。

（1）吸氧：间歇吸氧，1 ~ 2 L/min，每次 2 h，每日 2 ~ 3 次。

（2）药物治疗：严重患者因红细胞过度增生，血液高凝，易导致血栓形成或血管内凝血，需酌情予活血化瘀药物，改善血液高黏滞状态；乙酰唑胺可抑制红细胞过度增生，改善肺通气，并降低体内 EPO 水平，有助于本病的防治；中藏药治疗本病也有较好疗效。

（3）放血疗法：重度红细胞增多症患者急救应用该疗法可明显减少红细胞数目及血红蛋白浓度，采血和血液稀释能减少红细胞比容，改善血氧饱和度，减轻和缓解临床症状。本疗法不作为常规治疗措施。

（4）其他：注意休息，避免剧烈运动，提高睡眠质量，调整饮食（多食新鲜水果、蔬菜），补充维生素，戒烟，禁酒。

（二）高原心脏病

高原心脏病（high altitude heart disease）是由于高原慢性缺氧，引起肺动脉高压、右心室肥大、右心室功能不全，最终导致心力衰竭的一种慢性高原病。本病多发生于平原移居高原或由高海拔到更高海拔的居民，发病率随海拔升高及高原居住时间延长而逐渐增高，但移居者发病率显著高于世居者，儿童发病率高于成人。缺氧引起的肺动脉高压是本病的中心环节。

1. 发病机制　缺氧是高原性心脏病的致病因子，机体由于慢性缺氧，引起肺小动脉痉挛，继而导致肺动脉高压。肺动脉高压的形成是高原心脏病发病的主要环节。肺动脉压力 = 肺血管阻力 × 肺循环流量 + 左心房压力。本病的发病机制，以往认为缺氧引起肺小动脉收缩，肺动脉压力升高，右心负荷加重所致。目前认为本病的发生主要与下列三个因素有关：肺血管阻力增加使心脏压力负荷增加；缺氧引起红细胞及血容量增加，血液黏滞度增加，使心脏容量负荷增加；长期缺氧对心肌及传导系统的直接影响。三者又互为因果，相互影响，也可侧重一项或两项起主要作用，故临床可表现各种症状。现简要分述如下。

（1）肺血管阻力增加：缺氧是引起血管痉挛的重要因素，关于缺氧引起肺血管收缩的机制，至今尚未阐明，大致与下列三种因素有关。

1）交感神经的作用：交感神经系统兴奋，大量儿茶酚胺等血管活性物质进入血液循环，引起外周血管阻力显著增加，肺血管阻力增加时，形成肺动脉高压，使右心压力负荷增加。

2）生物活性物质：缺氧时肺小动脉周围的肥大细胞有脱颗粒现象，这意味着有生物活性物质释放，与此有关的生物活性物质包括组胺、前列腺素及血管紧张素等。

3）缺氧对肺血管平滑肌的直接作用：缺氧可能通过增加肌膜对 Ca^{2+} 的通透性，使 Ca^{2+} 内流增多，加强了兴奋 - 收缩耦联过程，从而引起血管收缩。缺氧不仅使肺血管有功能上的改变，还引起其器质性改变，特别是长期缺氧，可引起肺血管壁增厚，管腔变窄，如再加上血管收缩，管腔内径缩小更明显，因而肺循环阻力增加，肺动脉压力升高，右心压力负荷加重。

（2）心脏容量负荷增加：长期缺氧刺激造血系统，使红细胞增多，血液黏滞度增加，血容量也增加，而且红细胞有形态改变，平均红细胞体积增大，这样使血流缓慢，又为肺血管内的血栓形成创造有利条件，使肺血管阻力进一步增加，引起右心室肥厚。另外，红细胞的增多，不仅增加血液黏滞度，同时也增加了循环血量。在高原缺氧下，肺血管在痉挛的基础上，肺血流量的增加，也成为促使肺动脉高压形成的一个因素。

（3）缺氧对心肌的作用：在缺氧条件下，心肌的有氧代谢下降，无氧糖酵解增强，心肌对葡萄糖的摄取增加，对脂肪酸的摄取下降，并且心肌对糖及脂质的有氧化过程减弱，氧化磷酸化过程受阻，因此心肌产能明显减少，心肌的能量供应不足，致使心肌收缩功能及舒张功能减退。长期缺氧时，部分线粒体嵴变平，基质苍白、溶解、凝固和髓鞘样变，以至线粒体破坏、坏死，心肌供能进一步减少，缺氧还使心肌纤维变性、坏死、心肌间质水肿，直接影响心室收缩力。

（4）NO与缺氧：缺氧抑制血管内皮细胞一氧化氮合酶（NOS）的表达，从而抑制NO的产生和释放，内源性NO代谢障碍。NO释放抑制，是缺氧患者肺动脉高压形成的主要原因，缺氧越严重，NO合成释放量越少，NO的缺少与肺动脉增厚程度相关。NO既兼有第二信使和神经递质的性能，又是效应分子，因而有介导调节多种生理功能，如松弛血管平滑肌，抑制血小板聚集，以及抑制细胞毒性效应和免疫调节作用等。

综上所述，高原性心脏病的发生和发展可归纳为两个方面：一是由于缺氧引起肺小动脉收缩及硬化，致肺动脉高压，右心负荷加重，继而肥厚扩张，甚至右心衰竭；二是缺氧直接对心肌的影响。两个环节可能同时起作用，也可能相互影响。前者可能是以右心改变为主的高原性心脏病的早期表现；后者也可能是以左心改变为主的高原心脏病的早期表现，是否还有其他的发病因素，尚需进一步研究阐明。

2. 临床表现

（1）症状：小儿高原心脏病早期症状为烦躁不安、夜啼不眠、食欲缺乏、咳嗽、口唇发绀、多汗、继而出现精神萎靡、呼吸急促、心率加快、发绀加重、水肿、尿少、消化道功能紊乱，若有呼吸道感染，则体温升高，咳嗽剧增，最终发展为右心衰竭。成人发病缓慢，症状逐渐加重，早期仅有慢性高原反应及轻度肺动脉高压的表现，如头痛、疲乏无力、睡眠紊乱、食欲缺乏等，随着病情的进一步发展，出现心悸、胸闷、呼吸困难、颈静脉充盈、肝大、下肢水肿等右心功能不全的表现。

（2）体征：小儿发育一般较差，呼吸急促、鼻翼扇动、口唇发绀明显、心率增快、心界扩大，多数患儿于心尖区或三尖瓣区可闻及Ⅱ～Ⅲ级收缩期吹风样杂音，肺动脉第二音亢进或分裂，肺部可有干湿啰音，肺部感染时加重。当出现右心衰竭时，肝大、下肢水肿、颈静脉怒张、肝颈静脉反流征阳性，肺部感染严重者常合并有肺水肿。

成人常有代偿性肺气肿体征，部分患者有杵状指，口唇、甲床发绀，血压多为正常，心界轻度扩大，心率加快，少数患者心动过缓，心尖部闻及Ⅱ级吹风样收缩期杂音，个别患者出现舒张期隆隆样杂音，肺动脉第二音亢进、分裂，右心功能不全者可有肝大、颈静脉怒张、下肢水肿。

3. 实验室检查

（1）心电图：以右心室肥厚为主要表现，电轴右偏，极度顺钟向转位，肺型 P 波或尖峰形 P 波，完全或不全性右束支传导阻滞，右心室肥厚伴有心肌劳损等。

（2）超声心动图：主要表现为右心室流出道扩张、增宽，右心室内径增大、左心房内径无明显变化、右心室流出道与左心房内径比值增大、右心室前壁厚度增加。

（3）X 线征象：肺血管密度增多和肺淤血可同时存在。肺动脉段凸出、圆锥膨隆，可呈动脉瘤样凸起；右心房和（或）右心室增大，右下肺动脉直径增宽，部分患者可见左右心室都增大。

4. 诊断

（1）一般在海拔 2500 m 以上的移居者易发病。

（2）患者出现肺动脉高压，右心室肥厚及右心衰竭的临床表现。重症者出现肝大、下肢水肿、少尿等。

（3）X 线、心电图及超声心动图等检查提示显著肺动脉高压和右心室肥厚征象，右心导管或彩色多普勒超声心动图检查示肺动脉平均压 > 30 mmHg、收缩压 > 50 mmHg。

（4）排除肺心病等其他心血管疾病。

（5）转至平原或低海拔处病情缓解，肺动脉压下降，心功能恢复正常。

5. 治疗　高原心脏病的特效治疗是下转平原或低海拔地区，就地治疗以改善氧供、减少氧耗、降低肺动脉压、改善心功能、对症支持治疗为基本原则。

（1）一般治疗：注意休息、保暖，避免过度劳累及呼吸道感染，保证睡眠时间及睡眠质量，多食新鲜水果、蔬菜，戒烟、禁酒。

（2）吸氧：依病情采用间断或持续低流量（1 L/min）吸氧，有条件可用高压氧舱治疗。

（3）药物治疗：应用硝普钠等药物降低肺动脉压，心衰患者应用强心利尿药物改善心功能，上呼吸道感染者尽早使用抗生素进行治疗。

（三）高原血压异常

高原血压异常（high altitude abnormal blood pressure，HAABP）是指平原人移居高原后部分人的体循环血压改变，可以表现为血压增高或降低，多数人表现为高血压，而少数人可表现为低血压。高原高血压是指进入高原后体循环动脉压增高并持续存在，可伴有一定临床症状，返回平原后血压恢复至原来水平且排除其他原因所致的高血压状态。与原发性高血压和其他继发性高血压不同，它主要发生在移居人群。由于高原特殊的气候、地理和饮食结构，高血压发病率高，达16.27%，居全国首位。我国报道高原高血压总发病率为40%～50%。其变化特点以舒张压改变为多见，诊断和分期一般采用原发性高血压的诊断和分类的方法。

高原低血压是指移居高原前血压正常，进入高原后血压降到收缩压低于12 kPa（90 mmHg），舒张压低于8 kPa（60 mmHg），主要以收缩压为准，并排除内分泌疾病及周围血管疾病所引起的症状性低血压，即为高原低血压。若收缩压和舒张压之差低于2.67 kPa（20 mmHg）则为合并高原低脉压。

1. 发病机制　高原血压异常的发病机制尚未完全阐明，目前认为是高原环境引起血压调节功能失调所引起的。

（1）高原高血压的发生目前认为可能与以下因素有关。

1）进入高原后，机体对缺氧产生急性应激反应，交感-肾上腺系统活动增强。交感神经系统活性亢进，大脑皮质下神经中枢功能发生改变，各种神经递质浓度与活性异常，包括去甲肾上腺素、肾上腺素、多巴胺、神经肽Y、5-羟色胺、血管加压素、脑啡肽、脑钠肽和中枢肾素-血管紧张素系统，导致血中儿茶酚胺类血管活性物质释放增多，阻力小动脉收缩增强。

2）高原缺氧导致机体反射性心率增快来增加心输出量，以维持机体的有效循环血量。心率加快时，由于心脏舒张期明显缩短，在心舒期流向外周的血液就减少，故心舒末期主动脉内存留的血量增多，舒张压升高。心舒期末主动脉内存留血量的增多使收缩期主动脉内的血量增多，收缩压也相应升高。但由于血压升高可使血流速度加快，在收缩期亦有较多的血液流向外周，因此收缩压升高不如舒张压升高显著，脉压相应减小。

3）高原缺氧环境通过刺激机体颈动脉体和主动脉体化学感受器，其感觉信号分别由颈动脉窦神经和迷走神经传入至延髓孤束核，然后使延髓内呼吸神经元和心血管活动神经元的活动发生改变，化学感受器反射的主要效应是使呼吸加深加快，可间接地引起心率加快，心输出量增加，兴奋血管中枢，使外周血管收缩，阻力增大，血压升高。

4）肺循环压力增高和血压增高致肾缺血，激活肾素 - 血管紧张素 - 醛固酮系统。缺氧使肺循环血管收缩，血流阻力增大，导致肺动脉压增高；缺氧亦引起体循环血压增高；肺循环压力增高和血压增高共同导致肾缺血，进而激活 RASS 系统。经典的 RASS 包括：肾小球入球动脉的球旁细胞分泌肾素，激活从肝产生的血管紧张素原（AGT），生成血管紧张素 I（A I），然后经肺循环的血管紧张素转换酶（ACE）生成血管紧张素 II（A II）。A II 是 RASS 的主要效应物质，作用于血管紧张素 II 受体，使小动脉平滑肌收缩，刺激肾上腺皮质球状带分泌醛固酮，通过交感神经末梢突触前膜的正反馈使去甲肾上腺素分泌增加。这些作用均可使血压升高，参与高血压发病并维持。

5）代偿性红细胞增多加大外周阻力。高原地区大气压低，在缺氧环境下机体代偿性产生红细胞增多，这是一种代偿缺氧的适应机制，以增加携氧能力，保证组织对氧的需要。在海拔 3500 m 以上，随着海拔高度的增加，代偿性红细胞增多症的发病率亦相应增多。但红细胞增多有一定的生理范围，过度增生可引起血细胞容积增加、血浆容量相对减少、血液黏滞度增加、血流缓慢，进而增大外周阻力，使血压升高。

（2）高原低血压的发病机制可能与以下因素有关。

1）肾上腺皮质功能低下：在高原寒冷、低氧环境下，肾上腺缺血缺氧，可能发生不同程度的肾上腺皮质功能减退，致皮质醇的分泌减少，结果使肾小管大量失去钠及氯化物，导致血清钠和氯化物浓度的降低，于是盐的丧失超过了水分的丧失，致细胞外液减少，形成了明显的缺盐性脱水。由于失水，血容量减少，而引起低血压。临床上有皮质醇偏低的情况，但尚缺乏系统资料，有待进一步观察。

2）血管平滑肌松弛：一般认为，高原缺氧引起血管收缩，致血压升高。但近年来的研究发现，缺氧对动脉平滑肌还有松弛扩张作用，这可能与个体反应差异有关。Penaloza 等在 20 世纪 70 年代的研究中就发现，高原人体循环收缩压降低大于舒张压，认为慢性缺氧对动脉平滑肌起松弛作用，而使收缩压降低。同时有小血管的增生和侧支循环的开放，进一步加重了这一影响，所以慢性缺氧亦可能是体循环阻力降低的原因。

3）心输出量减少：心输出量和外周阻力是形成动脉血压的两个根本原因。越来越多的研究证实，人到高原后射血前期与左心室射血时间比值（PEP/LVET）升高，R_2 间期延长，收缩指数降低，说明高原缺氧可能是引起左心室功能抑制的一个重要因素。由于缺氧对心肌的抑制，使其收缩力减弱，心输出量减少，同时缺氧对动脉平滑肌的松弛扩张，外周阻力降低，致使发生低血压。

4）自主神经功能紊乱：众所周知，缺氧可引起中枢神经功能紊乱，致使自主神经功能失调。中枢机制的改变，影响到脑干的迷走神经背核，使迷走神经的兴奋性增高，致心率减慢，加之血管舒缩功能不良，遂引起血压降低。

5）肺动脉高压时反射性地引起体循环低压：由于长期慢性缺氧，导致肺动脉高压，肺血管舒缩功能紊乱，刺激迷走神经，引起迷走神经反射，致使心率变慢，心输出量减少，血压降低。上述这些因素的综合作用可能是移居高原人群发生低血压和低脉压的主要原因。

2. 临床表现　高原高血压的临床表现与原发性高血压有许多相似之处，但也有一些不同点。高原高血压患者血压＞ 140/90 mmHg，多为舒张压增高，且脉压缩小，少有收缩压单纯升高；临床表现除头晕、头痛、失眠等症状多见外，其恶心、呕吐、水肿、气促、心悸等高原症状较原发性高血压多见；高原高血压患者体征上常有心脏轻度增大，心尖区可闻及Ⅰ～Ⅱ/Ⅵ级收缩期杂音，若合并有肺动脉高压及右心室肥大，胸骨左缘下端及剑突下搏动增强，P_2亢进，甚至$P_2 > A_2$，心率加快，发绀等；高原高血压患者多属轻度高血压，心、脑、肾损害较少；眼底改变少见；高原高血压一般预后良好，转回平原1～60天内多数患者血压恢复正常，各种临床症状亦随之消失。根据临床表现和发展过程可分为单纯型和混合型，单纯型以血压升高为主；混合型指高原高血压、高原红细胞增多症、高原心脏病并存，形成慢性高原病混合型，即慢性高山病。

高原低血压由于血压低，人体出现低血压症候群，如疲乏无力、头昏、头痛、心悸、失眠、记忆力减退，个别重者尚有眩晕、晕厥、胸闷、气促、心前区不适。有的出现消化道症状如恶心、呕吐、腹胀、腹泻、食欲缺乏等。

3. 实验室检查　高原高血压患者的X线表现多为双室扩大，同时可见肺动脉段隆起和主动脉结凸出。超声心动图也可有类似发现。心电图可见：电轴左偏，左心室肥厚，右心室肥厚，完全性左、右束支阻滞，左前或左后分支传导阻滞，Ⅰ度房室传导阻滞，ST-T改变，U波，QRS波低电压及电压交替等。

高原低血压除部分患者有心率慢和窦性心律不齐外，多数患者心电图正常。低血压持续时间较长的患者，心电图可有Q-T间期延长、T波低平或倒置等心肌供血不足的表现。超声心动图检查，有肺动脉高压表现者，超声心动图都有不同程度的右心室扩大。红细胞计数、血红蛋白测定以及红细胞压积等多数均在正常范围，极少数有轻度增高；皮质醇多数偏低，醛固酮正常；肾功能检查除个别患者有轻度尿素氮增高外，余均正常。

4. 诊断

（1）根据既往无血压异常病史，在移居高原地区后发病，收缩压 ≥ 18.7 kPa（140 mmHg）和（或）舒张压 ≥ 12 kPa（90 mmHg），特别是舒张压增高。除外其他原因引起的血压异常，移居低海拔地区血压恢复正常，即可诊断为高原高血压。

（2）凡在平原地区血压正常，进入高原后出现头昏、头痛、疲乏无力、胸闷、气促、心悸、失眠、记忆力减退，重者出现眩晕、晕厥、恶心呕吐、腹胀、食欲缺乏等，而收缩压 ≤ 12 kPa（90 mmHg）和（或）舒张压 ≤ 8 kPa（60 mmHg），或收缩压无明显改变，而舒张压相对较高，收缩压和舒张压之差低于 2.66 kPa（20 mmHg），并排除内分泌疾病及周围血管疾病所引起的症状性低血压者，即可诊断为高原低血压、低脉压。

5. 治疗

（1）高原高血压的治疗：高原高血压的治疗原则与原发性高血压有所不同，原发性高血压一经确诊，必须坚持终身治疗，不能间断服药，而高原高血压首先应注意着重于高原适应不全症状的治疗，提高患者的适应能力，调整机体对低氧的适应，或是离开低氧环境，注意劳逸结合，加强自我保健意识，血压多可自然下降。

1）非药物治疗：非药物治疗包括改善生活方式，消除不利于心理和身体健康的行为和习惯，降低高原高血压以及其他心血管疾病的危险因素。对高原高血压患者进行高原卫生教育，消除精神过度紧张，积极配合治疗。主要措施如下。

①减轻体重：尽量将体重指数（body mass index，BMI）控制在 25 kg/m^2 以下。体重降低对改善胰岛素抵抗、糖尿病、高脂血症和左心

室肥厚均有益。

②减少钠盐摄入：膳食中80%的钠盐来自烹调用盐和各种腌制品，高原地区居民的饮食习惯多喜食腌制类，所以应减少烹调用盐和食用各种腌制品，每人每日食盐量不应超过6g。

③补充钾盐和钙盐：高原地区蔬菜水果较之内地比较匮乏，居民特别是州县居民蔬菜水果摄入量相对较少，应于日常生活中，尽量多食。每人每日吃新鲜蔬菜400～500g，喝牛奶500g，可以补充钾1000mg，钙400mg。

④减少脂肪摄入：我国高原地区多盛产牛羊肉，且品质极佳口感甚好，高原地区居民从小多喜食之，移居者也多喜食用，易造成脂肪摄入过量，应注意膳食中脂肪量应控制在总热量的25%以下。

⑤戒烟、限制饮酒：高原地区相对交通闭塞，多喜吸烟饮酒，但高原高血压患者应坚决戒烟，饮酒量每日不可超过相当于50g乙醇的量。

⑥适量增加运动：运动有利于减轻体重和改善胰岛素抵抗，提高心血管适应调节能力，稳定血压水平。但是高原低氧环境使高原高血压患者运动耐量下降，故不可盲目增加运动量，应在机体逐渐适应高原低氧环境后，在机体可耐受的情况下适量增加运动量。较好的方式有慢跑或者步行，一般每周3～5次，每次20～60min为宜。

⑦氧疗：高原高血压患者发病最主要原因多为缺氧，故除了改善生活习惯外，氧疗是一种行之有效的非药物治疗方法。由于高原地区高寒、低氧的特殊地理环境，使得高压氧治疗成为高原高血压氧疗最有效的方法：高压氧治疗可有效提高血氧弥散率，既可纠正脑缺氧状态，也可纠正脑损伤后综合征所引起的可逆性、局灶性脑缺血，同时改善细胞代谢，使细胞有足够能量；高压氧治疗有减低高血红蛋白的作用，从而增加血液向脑组织供氧。

⑧低海拔地区疗养：海拔高，空气中氧分压低，造成机体缺氧，最终导致血压升高。研究表明，海拔每升高1000 m，血压升高10～20 mmHg/5～10 mmHg，随着海拔的下降，血压也会下降。所以对于高原高血压患者，初期血压升高不严重时，可先离开高原低氧环境，到低海拔地区疗养。低海拔地区，特别是环境优雅、气候宜人的海滨城市，其优美的景观可使大脑皮质出现一个新的、外来的兴奋灶的转移，稳定情绪，改善睡眠和增进食欲，有良好的治疗作用。再者，海滨城市氧分压较高，有类似自然"高压氧舱"的作用，能增加全身组织的血氧供应，改善心、肺、脑、肾功能。研究表明，海滨自然疗养还能激活酶系统，促进新陈代谢，加速组织氧化过程，降低血脂和血液黏滞度，纠正高原缺氧造成的血液高凝倾向，促进高原高血压患者的恢复。

2）药物治疗：高原高血压时血压不是持续增高，这就决定了应用降压药的原则，只对血压增高较明显的患者，暂时给予降压药物治疗。

①利尿剂：利尿剂主要通过排钠、排水，减少细胞外容量，降低外周血管压力实现降压，起效较平稳、缓慢，持续时间相对较长，作用持久，服药2～3周后作用达高峰，适用于轻、中度高血压，利尿剂还可以增强其他降压药的疗效。利尿剂的主要副作用是低钾血症（保钾利尿剂可引起高血钾）和影响血脂、血糖、血尿酸代谢，但这往往发生在大剂量使用时，目前推荐小剂量使用，以氢氯噻嗪为例，每日剂量不超过25 mg。

②β受体阻滞剂：常用的有美托洛尔、阿替洛尔、比索洛尔、卡维地洛、拉贝洛尔，主要为通过 $β_1$ 受体阻滞作用，降低心输出量，继而因全身血流自动调节导致外周血管阻力下降；阻断交感神经末梢释放去甲肾上腺素。β受体阻滞剂单独或联合其他降压药物适用于各种类型高血压的长期治疗，对于有心肌梗死、冠心病、心律失常或慢性心力衰竭、无症状性左心室功能不全的高危患者，β受体阻滞剂是首选治疗药物。β受体阻

滞剂对心肌收缩力、房室传导及窦性心率均有抑制，加重气道阻力，急性心力衰竭、支气管哮喘、病态窦房结综合征、房室传导阻滞和外周血管病患者禁用。

③钙通道阻滞剂：又称钙拮抗剂，代表药物有硝苯地平、维拉帕米和地尔硫草等，降压作用主要通过阻滞细胞外钙离子经电压依赖 L 型钙通道进入血管平滑肌细胞内，减弱兴奋 - 收缩耦联，降低阻力血管的收缩反应性，还能减轻血管紧张素 II 和 α_1 肾上腺素能受体的缩血管效应，减少肾小管钠的重吸收。主要不良反应有开始治疗阶段反射性交感神经活性增强，引起心率增快，面部潮红、头痛、下肢水肿等。

④血管紧张素转化酶抑制剂（ACEI）：血管紧张素转化酶抑制剂常用的有卡托普利、依那普利、贝那普利等。降压机制主要通过抑制周围和组织的 ACE，使血管紧张素 II 生成减少，同时抑制激肽酶，使缓激肽降解减少，降压起效缓慢，逐渐增强，在 3～4 周时达到最大，限制钠盐摄入和联合利尿剂可使起效迅速并且作用增强。不良反应主要是刺激性干咳和血管性水肿。高钾血症、双侧肾动脉狭窄患者及妊娠妇女禁用。血肌酐超过 3 mg/dl 者使用时需谨慎。

⑤血管紧张素 II 受体阻滞剂（ARB）：常用药物有氯沙坦、缬沙坦、伊贝沙坦、替米沙坦和坎地沙坦。降压作用主要通过阻滞血管紧张素 II 受体亚型 AT_1，更充分有效地阻断血管紧张素 II 的钠水潴留、血管收缩与重构作用。降压作用起效缓慢，但作用持久而平稳，一般在 6～8 周时才达到最大作用，作用持续时间能达到 24 h 以上，限制钠盐摄入和联合利尿剂可明显增强疗效。

（2）高原低血压的治疗：对高原低血压的治疗尚无较满意的方法，治疗以增强机体的适应能力、改善心功能、提高心输出量为主。严重者应返回平原。

（四）高原衰退症

高原衰退症过去又称为"慢性高原反应""持续性高原反应"，是指机体因缺氧而出现的一系列衰退，表现为难以坚持工作和维持正常生活的病理状态，长期的高原缺氧是其发生的主要原因。高原衰退症主要表现为：①脑力衰退症状：表现为头痛、头昏、眩晕、失眠、记忆力减退、注意力不集中、思维和判断能力降低、情绪不稳（精神淡漠、情绪低沉、容易悲伤，但有时也有烦躁、易怒等症状）、突然昏厥等；②体力衰退症状：表现为食欲减退、体重减轻、疲乏无力、劳动及工作能力降低、性功能减退、月经失调等；③其他症状：头发和牙齿的脱落、血压下降、指甲凹陷、间歇性水肿及肝脾大等。一般来说，长期居住在海拔2500 m以上地区的人群中，部分人群容易发生高原衰退症。

1. 发病机制　当机体暴露于高原低氧环境后，机体即通过神经体液的调节，使其内环境保持相对稳定，内环境的相对稳定状态使机体摆脱了外界环境的约束而自由生活，这部分人在临床上可无任何症状和体征，属于习服良好型；相反，对于高原低氧环境，机体通过长时期不间断的调节过程，机体内环境始终不能保持相对稳定状态，而表现出一系列的功能失调和病理形态上的改变，即发生高原衰退症。高原衰退症体现了自进入高原开始，机体就开始通过神经体液调节来保持内环境的相对恒定，但始终不能达到平衡，而呈现的一些临床表现。

（1）神经、内分泌功能紊乱：有学者报道，高原海拔越高，记忆力减退越明显，其中短时或瞬时记忆减退尤为显著，就中等海拔高原居民记忆力而言，一般记忆力从40岁开始减退，60岁以后明显减退，记忆力减退的年龄比平原人提前10年。高原睡眠脑电图主要表现为觉醒反应频繁，深睡期明显减少或消失，多停留在浅睡期和中度睡眠期，由于睡眠质量差，因此易出现疲乏、记忆力下降、注意力不集中、工作效率降低等表现。

主要与高原缺氧引起的神经递质和激素的合成、分泌减少有关。据研究证明，长期居住在高海拔低氧下的高原人，血浆皮质醇比平原人分泌减少，表明肾上腺皮质功能减退。血浆皮质醇含量降低的原因，可能是长期缺氧时，肾上腺皮质直接抑制的结果，同时也反映出慢性缺氧致丘脑下部垂体 - 肾上腺轴调节功能异常。有资料研究表明，高原居民血浆中甲状腺素水平明显低于平原人，有人认为这与高原缺氧引起激素的合成和分泌障碍有关。

（2）微循环障碍及免疫功能低下：高原衰退症患者血液流变学研究表明，患者的外周血多显示红细胞增多、全血黏滞度增加及血小板聚集性增高。由于外周血的这些改变使血流更加缓慢、淤积，不利于组织血流灌注和氧气的运输及交换，进而影响组织、器官的结构和功能，从而使机体多器官发生功能衰退。有学者也注意到，长期生活在高原低氧地区居民存在着免疫功能失调，主要表现为细胞免疫水平下降、体液免疫亦明显下降、循环免疫功能受损，将会导致机体免疫防御和免疫自稳功能降低，接受外源和内源性抗原机会增多，导致细胞功能失调和代谢障碍并进而引起机体的功能衰竭。

2. 临床表现

（1）临床症状

1）脑力衰退症状：表现为头痛、头晕、失眠、记忆力减退、注意力不集中，思维、判断能力降低，情绪不稳和精神淡漠等。记忆力减退主要表现为近记忆力减退，即患者对过去几周、几天经历的事常常难以记起。注意力不集中多表现在阅读时很难集中精力一次读完一篇文章。高原衰退症患者大多表现为失眠，即入睡困难，有时表现为睡眠较浅，极易唤醒，有时表现为早醒，再次入睡相当困难。

2）体力衰退症状：表现为食欲缺乏、体重减轻、疲乏无力、劳动及工作能力降低、性功能减退、月经失调等。

（2）体征：主要表现为血压降低、脱发、牙齿脱落、指甲凹陷、间歇性水肿及肝脾大等。

1）血压降低多表现为收缩压降低及脉压缩小，可能同心脏功能下降有关。

2）脱发多表现为均匀性脱落，完全脱落者少见。开始时，患者会发现头发光泽减退、头发脆性增加而易断，继之头顶及额前双侧头发脱落，患者大多表现为头发稀疏无光泽。

3）水肿：高原衰退症患者一般为晨起颜面和双下肢凹陷性水肿。返回平原后多在短时间内消肿。

4）肝脾大：高原衰退症患者大多有肝脾大，但肝功能多为正常。回到平原后，肿大的肝脾在短时间内恢复至正常大小。

3. 诊断

（1）进入海拔较高或高原地区发病，临床表现似神经衰弱综合征。

（2）脑力减退。表现为头痛、头晕、失眠、记忆力减退、注意力不集中、思维、判断能力降低、情绪不稳和精神淡漠等。

（3）体力减退。表现为食欲缺乏、体重减轻、疲乏无力、劳动及工作能力降低、性功能减退、月经失调等。

（4）原因不明的肝脾大。

（5）下肢水肿、指甲凹陷、脱发。

（6）不伴有红细胞增多和肺动脉高压。

（7）转低海拔后症状减轻或消失。

（8）排除其他功能性疾病。

　　高原衰退是人体在高原环境长期慢性缺氧过程中出现的一系列脑力及体力衰退现象。对于高原衰退症的诊断，在临床上必须注意以下两点：①原"慢性高原反应"的诊断条件过宽，对短时或轻度症状者亦常予列入。众所周知，在高原，心理因素、情绪变化或劳累等均易出现头痛、心悸、疲乏、失眠等现象，但激发因素一旦消除，症状亦告消失，故不宜将此类现象列入本型的诊断。②高原衰退症的临床症状、体征与其他各型慢性高原病的症状、体征并无特殊不同，因而在诊断高原衰退症时，应持审慎态度，以免掩盖其他型疾病的诊断而延误处置时机。

　　4. 治疗

　　（1）口服保健药物。生活中坚持服用多种维生素、辅酶 Q10、银杏片、复方丹参片、复方党参片以及黄芪胶囊等，提高机体的免疫力和抗衰老能力。

　　（2）中医治疗。中医将该病分为三型。

　　1）肺气虚型：精神倦怠，呼吸短促，形寒怕冷，多汗，舌淡苔白，脉细数。亦可兼见食欲缺乏、水肿、头昏、心悸。兼有脾虚气陷者可用补中益气汤，气虚卫表不固者用玉屏风散。

　　2）肺阴虚型：干咳少痰，或带血丝，或鼻衄，口干咽燥，烦躁失眠，舌红少津而干，少苔，脉细数。用百合固金汤等。

　　3）气阴两虚型：体倦、气短、懒言、口渴、多汗、咽干、舌燥、虚弱。用生脉饮等。

　　（3）对症治疗。头痛者用去痛片，失眠者服用安眠药。

　　（4）脱离高原环境，返回平原治疗。

　　（5）积极进行适应锻炼，这是根本的有效方法。

　　5. 预防

　　（1）适当的体育锻炼。

（2）避免过度疲劳，劳逸结合。

（3）转入低海拔地区治疗。

（刘永年　李　琳　杨应忠）

第三章

进入高原前的准备及初入高原人群健康保障

做好心理准备

良好的心理素质是克服和战胜高原反应的重要法宝。大量事例证明，保持豁达乐观的情绪，树立坚强的自信心，能够减弱高原反应带来的身体不适。反之，忧心忡忡、思虑过度，稍有不适便高度紧张，反而会加大脑组织的耗氧量，从而使身体不适加剧，适应时间延长。

一、理性认识高原反应，克服恐惧心理

初入高原人员，往往伴有对高原环境的神秘感，常常表现为兴奋，迫切希望尽快融入高原环境，但也会因担心身体能不能适应低氧而出现精神紧张和恐慌情绪，而这些都可能成为高原病发生的诱因。因此，心理调适是很重要的。

心理作用与高原反应的发生是有一定关系的。恐惧心理能引起交感神经兴奋，心率加快，外周血管收缩，机体耗氧量增加，促使高原病的发生。过度精神紧张也可引起过度呼吸，使体内 CO_2 排出过多，当超过机体代偿功能时，即导致血 pH 升高，发生呼吸性碱中毒。呼吸性碱中毒首先引起脑血管、脑血流量减少，使脑缺氧加重。

进入高原出现轻度高原反应是人体正常的生理调节，度过适应期多

可恢复。随着旅游业的发展，每年有几千万人进入高原，多可顺利往返，因此不必过分担忧，此外各种高原病可防可控，也不必过度紧张。

气压低、氧分压低、辐射强、寒冷、昼夜温差大、干燥等高原环境对人体的确会有影响，但人体有强大的调节能力，某些变化完全属于应有的生理反应。在一定程度上，人们可以适应高原环境，这是人体的自身特点。由平原进入高原后，机体会发生一系列生理性反应，以适应高原低氧环境，这个过程在医学上称为习服。人类对高原环境有很强的习服能力。因此，人们在心理上应正确对待高原缺氧引起的高原病，消除恐惧心理，保持心情愉悦，避免精神过度紧张。

二、掌握高原病防治基本知识与技术

入驻高原前，应学习了解相关的高原地理、气候特点等知识，了解高原环境对人体健康的影响及应对策略，熟悉高原多发病、常见病的防治方法，能自我判别高原病前兆和高原病，掌握基本的高原病急救、自救、互救技术，做到心中有数，遇事沉着冷静应对，减少不必要的焦虑和恐慌。这一类书籍很多，网络上也有较多内容，但应有所甄别，而非一概采纳。如有条件，应咨询专业人士，做到心中有数。如果是团体进入高原，应对团体人员进行宣传教育，使每个人都了解相关知识，从而增强战胜高原的信心，顺利度过高原入驻期。

做好身体准备

高原地理环境特殊，对进入人员身体条件有一定的要求，有些人员不适宜进入高原，贸然进入，会引发相应的风险，万不可粗心大意，置若罔闻，可造成不必要的后果。

一、进行健康检查

个人或团体人员进入高原地区前，最好进行健康检查。因为健康的机体对缺氧有较好的耐受和适应能力，而健康状况欠佳、状态差或患有疾病时，耐受或适应能力下降，就容易发生急、慢性高原病。特别需要注意的是，离开高原居住平原较久，又准备重返高原或需要进驻更高海拔地区的人员，也应进行体检。绝大多数人进入海拔 2000 ~ 3000 m 地区不出现高原反应，但根据文献报道，部分易感者进入海拔 2000 m 地区即发生急性高原病，而部分易感者进入海拔 2500 m 地区即发生慢性高原病。因此，应根据进入高原的海拔高度、持续时间、工作或活动强度、既往健康状况、医院客观条件等因素合理安排健康检查。

（一）实施体检

一般的检查项目包括：体温、心率、脉搏、血压、心肺听诊、血常规、尿常规、肝功能、肾功能、血氧饱和度、心电图、肺功能、胸部 X 线检查等。不同的任务、目的，检查项目应有所不同。个人一定要把准备进入高原的高度和时间等信息详细告诉医生。特别是有慢性疾病者，应如实报告医生，最好是在体检时把个人以往的病历全部带给医生，这样医生就能很快掌握既往疾病史，省时、省力、省钱。医生检查时应认真细致，详细询问健康史、既往高原进出史等内容，做出每个被检人的健康鉴定，判定其能否进入高原。医生的体检结论应严格执行，万不可大意对待。

（二）不宜进入高原的人员

凡准备进驻高原的人员，必须具有良好的健康状况，患有以下疾病者，不建议进入或暂缓进入海拔 2500 m 以上地区，或在进入高原前咨询专业医生。

1. 曾患过重度高原反应者，如高原肺水肿、高原脑水肿者，这类患者是高原病易感人群，容易再次发作。

2. 患有中度以上呼吸系统疾病者，如肺叶切除、支气管扩张、支气管哮喘、肺心病、慢性阻塞性肺疾病、囊性纤维化、肺炎、肺动脉高压或睡眠呼吸暂停综合征等患者，特别是已经有呼吸功能障碍者，以及活动性肺结核患者等。

3. 患有心血管系统疾病者，如器质性心脏病、冠状动脉供血不足、显著心律失常及控制不佳的室性或室上性心律失常、心肌梗死、高危高血压患者、不稳定心绞痛、有症状的心脏瓣膜疾病或失代偿性心力衰竭者，以及静息脉率大于 100 次 / 分者等。

4. 血糖明显增高的 1、2 型糖尿病患者。

5. 有活动性的溃疡病及曾发生消化道出血者，如重症胃肠疾病、消化性溃疡者等。

6. 患有精神系统疾病者，如有癔症、癫痫、严重神经衰弱者等。

7. 大病初愈者，如发热、脑炎、肝炎治疗期或恢复期患者。

8. 其他如高危妊娠妇女、不足 6 周龄婴儿及贫血、自身免疫力低下者等。

此类人员如想进驻高原，应详细咨询有高原疾病防治经验的医生，万不可贸然进入。

（三）患病人员进入高原后应采取的特殊预防措施

1. 患有糖尿病人员，应监测血糖，请注意血糖仪在高海拔地区可能会出现不准确的结果。

2. 过去曾患过心绞痛或心脏病人员，请咨询医生，确保前往高海拔地区是安全的。如果在旅途中出现胸痛、呼吸短促或头晕，请立即寻求医疗帮助。

3. 哮喘在高海拔地区不会恶化，但在高海拔的低温环境中需要考虑感冒引起的支气管痉挛等可能。

4. 如果因肺部疾病而使用氧气，则需要在高海拔地区使用更高流量的氧气。在家中不需要氧气治疗的肺部疾病，则可能需要在高海拔地区吸氧。进入高原前请咨询医生。

5. 对于贫血患者，如果目的地海拔超过 2100 m，则可能需要吸氧。贫血患者即使在海拔 2700 m 以下，也可能发生与海拔相关的并发症（例如脾梗死），尽管这种情况很少见。因此进入高原前应咨询医生。

6. 对于高血压患者，前往高海拔地区血压可能会升高或有时降低，用药需要相应调整。

二、进行低氧耐受性训练

欲进驻高原的人员，积极锻炼身体，加强低氧耐受性训练，可不同程度地提高人体对高原环境的适应能力。但须注意，这种训练应循序渐进，持之以恒。低氧耐受性训练的方法主要包括以下几种。

1. 低压模拟舱训练　条件具备时可以采用这种训练方式，虽然成本较高，但该方式既能诱导机体本身的多种保护机制，提高机体对高原缺氧的耐受能力，又可减少高原病的发生，改善进入高原后的劳动能力，效果明显又非常安全。如不存在经济费用问题，是首选训练方式。

2. 阶梯性适应锻炼　这也是科学研究认定的一种很好的进驻高原的训练方式。逐渐升高海拔高度，而非急速进入较高海拔地区，可以使身体逐渐适应，从而避免环境急剧变化时机体的应激反应。一般而言，对于登山者来说每两天增加 300 m 的高度是较为安全的。对于普通进驻高原的人员，欲进驻海拔 3000 m 以上高原时，先在海拔 2000 m 左右地区停留 3 ～ 5 天，适应后再进入下一个更高海拔地区较为合适。

3. 登山或攀岩训练　经常进行不同高度和陡度的爬山、攀岩训练，特别适合主要任务为攀登的人员改善低氧耐受。

4. 跑步或负重行走训练　这是绝大多数人员进行身体锻炼的方式，有助于机体对高原环境的适应。但须注意跑步或负重行走锻炼的最佳方式是常速 - 快速反复多次、交替进行，锻炼过程中注意锻炼呼吸的节奏。

5. 潜泳或游泳训练　这种锻炼方式在憋气、换气的训练中，可以提高肺活量，增强低氧耐受。

在进行第 3、4、5 条的训练时，如能参照运动员训练时监测诸如脉搏、呼吸、血压、体重、乳酸等指标，从而调整训练运动量，效果可能更好。每日运动量应以第 2 天早起精神爽快，疲劳能自主恢复为宜。

做好生活物资准备

鉴于高原环境的特殊性，欲进驻高原的人员，除携带个人生活必需用品外，还需要一些特殊的物资准备，以备不时之需。

一、生活用品准备

高原气候寒冷干燥，昼夜温差大，应充分配备诸如羽绒服、冲锋衣之类的防寒衣物，避免受寒感冒。高原的紫外线特别强，应准备墨镜、围巾、带沿的帽子以及防晒霜（SPF30++ 以上）等物品，以防紫外线灼伤皮肤。高原气候干燥应携带水壶等用品，以充分补充水分。除此以外，雨具、防蚊虫叮咬的用品也应常备。冬、春季节进入高原的人员，还应注意携带诸如棉帽、口罩、棉手套、棉鞋等防寒用品。

二、食物准备

随着高原很多地区交通的改善、人们生活水平的提高，在这类地区采购方便，一般无须准备食物。但如进入偏僻地区，还应携带一些诸如牛肉干、巧克力等易消化、高热量、营养价值高的食品，以补充能量，保证吃好、吃饱。需要注意的是，在高原地区应禁烟酒，避免暴饮暴食，以免加重肠胃负担。团体进入高原偏僻地区时，注意携带易保存的水果罐头、蔬菜罐头或含维生素较多的肉制品罐头等，除保证能量供给外，还应注意品种多样，以作不同条件下的调剂。

三、药品准备

部分高原地区人烟稀少，交通不便，医疗条件欠缺，自备部分非处方药是十分必要的。个人携带的药品应少而精，一般包括：创可贴、云南白药、消毒剂、绷带、胶布等外科药品，以防意外损伤；如有高血压等基础疾病，还应准备相应的药物。如为团队进入高原，配备医务人员较为理想，否则应充分准备防治高原反应、抗感冒、止痛、强心利尿、抗生素、治胃肠炎药、杀虫剂、消毒剂等各类药物以及备足氧气。有条件时要携带制氧机、高压氧气袋等。一般来说，凡是能提高机体缺氧耐力、减轻急性高原病发生的药物，均有利于高原习服。乙酰唑胺是防治急性高原病的首选药物。对于大多数人来说，乙酰唑胺都可以改善气体交换效率，减轻急性高原反应。诸如红景天、复方丹参片、复方党参片、银杏片、黄芪茯苓片、阿司匹林、氨茶碱片以及安眠药等均有防治高原反应的作用（表3-1）。总之，不论是团队出行，还是个人旅行，应携带足够多的药品，而且要力争齐全。此外，携带的药物应注意保管，以保证药品不变质、不损坏、质量完好、储存安全。易燃品（氧气、乙醇等）宜单独存放。

表 3-1 进入高原环境推荐的常用药物

药品	使用方法	效果
乙酰唑胺	250~500 mg，一日2次	防治急性高原反应
地塞米松	0.75~1.5 mg，一日2次	防治急性高原反应
氨茶碱	0.1 g，一日2次	防治急性高原反应
硝苯地平	10~20 mg，一日2次	防治急性高原反应
刺五加片	一次2~3片，一日2次	预防高原反应
复方红景天胶囊	进入高原前2周开始服用，每次2粒，每日3次	增强抗缺氧能力
复方丹参滴丸	口服或舌下含服，1次10丸，一日3次	预防急性高原病
复方党参片	6片/次，一日2次，进入高原前1周开始口服	增强抗缺氧能力
银杏片	一日2次，2片/次有高原反应时服用	增强抗缺氧能力
多种维生素	每日1粒，可连续服用有高原反应时服用	增强抗缺氧能力
黄芪茯苓片	4片/次、一日2次，口服，进入高原前3~5日开始口服	增强抗缺氧能力
复方阿司匹林（A.P.C）	1~2片/次，一日3次口服	解热镇痛

四、抗高原反应的药物

（一）西药

1. 乙酰唑胺 乙酰唑胺（acetazolamide，AZ）是美国 FDA 批准的唯一用于预防急性高原反应的药物，国外学者普遍认为它是预防高原病的首选药。我国学者经过在高原现场进行比较研究，确认其疗效与复方红景天相当，其优点在于进入高原环境服用就可发挥作用，而复方红景天需在进入高原环境前2周开始服用，进入高原环境连续服用时，才能有效发挥作用。乙酰唑胺是一种碳酸酐酶抑制剂，可明显改善机体的气体交换效率，提高血氧含量，减轻急性高原反应，是公认的预防和治疗急性高原反应的首选药物。

2. 地塞米松　适用于对乙酰唑胺不能耐受或过敏的患者，其抗高原反应的机制可能是降低脑容量，抑制血管内皮生长因子和脂质过氧化。

3. 呋塞米　具有利尿、减少细胞外液等作用，现已被广泛用于急性高原反应和高原脑水肿的治疗。

4. 布洛芬　在预防急性高原反应方面略逊于乙酰唑胺，但布洛芬是非处方药，不良反应少，故已被广泛用于急性高原反应的预防。

5. 地西泮　在高原上出现失眠很常见，地西泮可有效改善睡眠质量，且没有明显不良反应。

（二）中药

1. 人参　人参性微温，味甘苦，其功效为大补元气、补脾益肺、生津、安神益智和扶正祛邪。人参皂苷是其主要生物活性成分，具有抗应激、抗疲劳和抗缺氧等作用。

2. 黄芪　黄芪性微温，味甘。在常规对症治疗高原反应的基础上联合应用，疗效显著，且可明显缩短高原反应的病程。

3. 刺五加　刺五加性温，味微苦、辛，具有益气安神、补肾健脾和活血通络的功效。研究结果证明，刺五加可降低缺氧条件下心肌的耗氧量，延长缺氧环境中小鼠的存活时间。

4. 红景天　红景天性凉，味甘、苦、涩，具有益气健脾、清肺止咳和活血化瘀的功效。其有效成分为红景天苷，能显著提高缺氧情况下动脉氧分压和血氧饱和度。红景天胶囊必须在进入高原前2周就服用，方可有效果。

5. 丹参 丹参性微寒，味苦，具有活血祛淤、调经止痛、凉血消痈和除烦安神的功效。对于急性缺氧患者，丹参能够显著提高机体血氧饱和度和氧分压，从而达到抗缺氧目的。

6. 银杏叶 银杏叶性平，味苦、甘、涩，具有活血止痛、化瘀通络、敛肺平喘和降脂功效。银杏内酯可抑制蛋白激酶，对神经细胞具有保护作用，可用于治疗高原性头晕耳鸣和脑水肿。

（三）中成药

1. 复方丹参滴丸 由丹参、三七和冰片组成的复方制剂，功效为活血凉血止血、化瘀消肿止痛。复方丹参滴丸与曲美他嗪联合应用，能显著改善高原反应的临床表现，并能有效预防因高原缺氧引起的血氧饱和度降低和高原性心率加快。

2. 麝香保心丸 通过扩张冠状动脉，改善冠状动脉血流量，降低心肌耗氧量，从而提高机体抗缺氧的能力。

3. 参苓白术散 可以有效缓解急进高原者出现的不同程度腹胀、腹泻、食欲减退和消化不良等症状。

4. 复方党参胶囊 主要由党参、当归、沙参、丹参和金果榄组成，具有补血、活血化瘀、益气宁心和扶正本的功效。在高原低氧环境中，能明显提高缺氧动脉和大脑组织血氧分压及血氧饱和度，改善机体缺氧状况，增加心脑血流量。

5. 舒理康胶囊 由玫瑰花、枸杞子、红景天、桃花、黄芪、核桃仁、当归和大黄组成的中药复方制剂，具有抗疲劳的作用，可有效缓解高原性心率加快，降低机体的基础代谢率，提高机体的缺氧代偿调节速度，还可以缓解缺氧症状，降低高原反应的发生率，可有效预防和治疗高原反应。

高原反应比较常见，快速上升到高海拔环境的人更容易发生高原反应。预防和治疗高原反应，应深入理解低压缺氧的病理生理反应，进一步探究改变毛细血管通透性的低氧诱导因子和细胞因子，可能会发现抗高原反应的新药。西药在对症防治高原反应中的作用是毫无疑问的，因其疗效迅速已在临床上广泛应用。但单一化学药并不能取得满意疗效，西药复方制剂是未来的重要研究方向之一。中药在中医理论指导下从根本上防治高原反应，具有特色和优势，值得继承、挖掘并进行探索、创新。中西药联合应用有望成为未来防治高原反应的用药趋势，以标本兼治，更好地防治高原病。

初入高原人群健康保障

一、进入高原途中的卫生保健

在做好进入高原前的准备工作基础上，从平原进入高原或从低海拔进入更高海拔高原过程中，如果乘车时间过长，住宿条件简陋，体力消耗过大仍有可能出现头痛、头晕、胸闷、心慌等症状。因此，在进入高原过程中仍应注意相关卫生保健。

（一）进入高原的方式和途径

目前，进入高原的方式较多，有飞机、火车、汽车等。随着高原旅游的升温，自驾游、摩托车、自行车甚至徒步旅游方式进入高原的游客也日渐增多，但前三种方式仍是进入高原的主要方式。科学进入高原的方式应该是：在一定的时间内，海拔阶梯式升高。阶梯适应的目的是机体有足够的时间逐步适应高原低氧环境，充分调动体内一系列的生理调节机制，以取得与外界环境新的统一，从而减少高原病的发生。一般来说，在进入高原的过程中，最好先在海拔 1500 ~ 2000 m 处适应 2 周左右的时间，然后在海拔 3000 m 地区再适应 1 周。如情况紧急，也至少应在海拔 2000 m、3000 m 处各停留 3 天，以后慢慢再从海拔 4000 ~ 5000 m 进行过渡适应。

1. 飞机　飞机机舱是密封的，尽管飞机在万米高空飞行，但由于对驾驶舱及客舱的空气增压，使得座舱高度基本相当于海拔2000 m左右，这一海拔高度对绝大多数人来说是安全的，不会出现不适反应。但如果身体状况不佳，可能会出现头晕、头痛、耳鸣、眼花、四肢软弱无力，或者产生恶心、呕吐、心慌、气短、呼吸急促、心搏加快等不适症状，此时应及时与乘务员联系以获得帮助。当飞机降落于高原机场，舱门打开，人体则立即暴露于高原特殊环境中，少数人可能会立即出现缺氧等相关高原反应。出舱后要避免剧烈运动，稍事休息后再乘车前行。

2. 火车　目前我国进入高原的铁路主要是青藏铁路。该铁路东起青海省省会西宁市，西至西藏自治区首府拉萨市，全长1957 km，全线海拔4000 m以上地段占85%左右，海拔5072 m的唐古拉山垭口是全线最高点，同时也是世界铁路最高点。火车在格尔木到拉萨段全列车以弥散性供氧、氧气面罩供氧两套方式为乘客供氧，以尽量减轻旅客在列车内的缺氧状况。因此，乘坐火车进入青藏高原是一种较为安全的方式。但在旅途中仍应注意避免剧烈运动，轻柔活动，同时要注意预防感冒。如果途中出现头痛、呼吸困难等症状，要及时与列车员联系以求得帮助。

3. 汽车　乘坐火车的注意事项也适用于乘坐汽车。但由于汽车内没有供氧装置，因此应根据进入高原海拔情况携带氧气袋或氧气瓶，以备不时之需。乘车每天行程时间建议在8 h以内，中途要适当休息，地点尽量选择在山下、避风、向阳的地方，避免在雪地、旱獭出没地逗留（以避免感染鼠疫）。下车动作要慢，不要猛跳，观光时注意身体变化，适可而止，如出现呼吸困难等症状应立即返回车内向同行人员寻求帮助。行程应尽量安排在白天，避免过早出发和过晚到站，循序渐进，以最大程度减少人员疲劳。中途住宿时要避免蒙头睡觉，以避免加重缺氧，晕车人员可提前服用晕车药。

（二）进入高原途中高原反应的预防

1. 吸氧　阶梯习服能够有效预防急性高原反应，因此在条件允许情况下建议缓进高原。但紧急情况下急进高原时会增加急性高原反应的发生率。此时，可通过间歇性吸氧的方式提高初入高原地区人员尤其是年轻人员的通气功能，促进高原习服，降低急性高原反应的发生率。但没有明显高原反应时不建议吸氧，因为这样有利于身体适应高原低氧环境。

2. 防止疲劳及防寒保暖　高原缺氧导致人员进驻高原过程中容易疲劳，机体抵抗力与应激能力下降，容易出现高原反应。因此，在途中应适时休息，如乘火车时建议乘坐卧铺，静卧休息，乘汽车时要控制每天行程。适当的休息不仅能够起到预防急性高原反应的作用，还能够提高对于高原危险路况的防范能力。建议高原行车 2 h 左右应休息一次，每次 10 ~ 20 min 为宜，休息时人员应适当走动。

由于高原地区气温较低，平均海拔每升高 1000 m，气温降低 6 ℃，加之高原风大，体表热量散失快及昼夜温差大，非常容易感冒。因此一定要带足防寒衣被，根据天气及时增减衣物，做好防寒保暖工作，以预防因寒冷引起的冻伤或感冒，进而诱发急性高原反应。

3. 饮食营养及卫生保健　进入高原过程中建议适当多饮水，可准备热糖水，以提高血糖，增加抗缺氧能力。食用易消化、热的食物，避免食用生冷、不易消化食物，避免饮酒。途中如果出现较为严重的急性高原反应症状，应立即处理。如果是集体进入高原人群，群体间所有人员应互相关心，如果有医务人员应加强巡视，出现情况及时处理，努力做到早发现、早处理。

二、进入高原后的卫生防护

（一）初到高原注意事项

进入高原第一周是急性高原反应的高发期。初入高原，避免过于兴奋，要休息好，尤其是到达高原的第一天必须充分休息，不要剧烈运动，避免负重或跑步，在宾馆住宿应缓慢上下楼，尽量不参加会客、宴请、观光等影响休息的活动，尤其是年轻旅行者，好奇心强，容易高估自己的体力，往往会加重急性高原反应，甚至诱发急性高原病，应充分休息后再逐渐展开活动。

（二）生活卫生

1. 住宿卫生　高原旅游住宿条件无法与城市或市区相比，一般都是中小宾馆、招待所以及小旅馆之类，有时甚至根本找不到住宿的地方，需要在野外过夜。一般情况下尽可能选择公路沿途的县城住宿，有条件时可选择环境好的城市宾馆住宿，条件允许时最好选择有供氧设备的星级宾馆（房间配备弥散式供氧系统或鼻导管吸氧装置）。初入高原者，最好选择一楼或者楼层低的房间，避免因上楼而增加活动量。房间一定要有窗户，通风良好，最好备有取暖设施，保持环境温度。夏季室温保持在 25 ~ 27 ℃，冬季保持在 20 ~ 21 ℃。要保证基本卫生条件，有备用被褥，有的房间因长时间不住人空气有霉味，不利于健康。夜间即使在夏天也不要开窗睡觉，否则非常容易感冒。如果需要露营，要选择夜晚较为安全的地方扎营，不要在公路两边露营。选择向阳、背风、靠近水源、视野开阔之处。在牧区露营，最好是在牧民家附近搭建营帐，以便互相照应，睡觉也安稳，但尽量不要打扰牧民的生活。露营的设施一定要齐全，尤其是要注意保暖，这一点尤为重要。

2. 衣着卫生保健

（1）保温性：海拔越高，气温越低，昼夜温差越大，人体耗氧量增加，易诱发高原病，易发生冻伤。在高原环境下，服装的首要功能是保暖，在着装考虑上要尽量覆盖人体全部体表，以减少通过体表的辐射散热。因此，对进入高原的人，应进行防寒防冻教育，配备防寒用品，如棉衣、皮帽、棉鞋及手套等。

（2）防风性：高原风大，风的存在影响人体的对流散热和空气的蒸发，最终影响人体的排汗效率。一般风速在 5 m/s 时，可促进人体皮肤表面的散热及新陈代谢，有益于人体健康，但在冬季风又是导致服装保暖性下降促进冻伤形成的重要诱因。在高原环境下，外层服装的面料最好质地紧密、透气性小，以保证防风性能优良，如传统的毛皮、皮革制品。

（3）舒适性：服装要合体。过大的服装增加了体表与服装间的空气层，使得服装内的暖空气易于流出，降低服装的保暖性能；而过小的服装又使得服装紧绷在体表，使得服装质地疏松，间隙增大增宽，服装内的暖空气同样易于流出。夏季时，紧身衣还会使紫外线的透过率增加。要重视肢体末端和头部的防护。

高原地区总的穿衣原则是：白天防晒，晚上保暖。

1）防晒：高原空气稀薄，紫外线穿透力强，对皮肤伤害很大，一定要做好防晒工作。①长袖衣物。长袖衣物是既简单又有效的防晒装备。高原温度低，所以不建议高原旅行者们穿着短袖衣物，如果穿着短袖衣物也强烈不建议在户外时间过长。在衣物选择方面，深色和厚面料衣物的防晒效果更好，因皮肤衣防晒效果非常有限，因此，不建议选择皮肤衣防晒。②帽子、披肩及遮阳伞。帽子、披肩是高原非常有效的防晒保暖兼备的防护衣物。遮阳伞也是有效的防晒物品，但高原风大，使用有一定限制。

③防晒霜。高原紫外线强,防晒霜是必备品,最好选择防晒值高的防晒霜。使用时应注意所有裸露的皮肤如脸部、脖颈、手部等最好都涂抹防晒霜。

2)穿衣:穿衣应从专业户外的三层穿衣法则准备即:防风防雨外套,羽绒、棉服、毛衣等保暖衣物及速干内衣。①防风防雨层,主要指外层衣物。对于高原徒步或摄影爱好者等需要长时间在室外暴露者尤为重要。主要用于应对天气多变的高原环境中的大风、急雨、霜雪。冲锋衣裤就是防风防雨层的典型代表,大部分秋冬外套、羽绒服搭配雨衣也是可以的。对于普通旅游、自驾游、自由行等,遭遇恶劣天气可以第一时间躲避,可以穿着普通的秋冬衣物,但是必须注意保暖。②保暖层。保暖对于高原旅行是极为重要的,因为高原天气多变,温度变化急骤而且幅度较大。西宁市是青海省的省会城市,位于青藏高原东部,平均海拔 2260 m,有"夏都"之称,夏天平均气温不超过 20 ℃,夜晚依然要盖棉被。盛夏的 7 ~ 8 月份到青海湖旅游(3200 m),夜间都可能要穿羽绒服,随着海拔的进一步增加,温度继续下降,温差越来越大,因此保暖就显得尤为重要。春秋推荐毛衣、抓绒、厚羽绒服等,夏季也要准备抓绒、薄羽绒服。夜晚部分四五千米海拔地区需要羽绒服保暖。10 月份到第二年的 4 月份,夜间温度低至 −10 ℃,必须全天候厚羽绒服保暖护航。③速干层。夏季的长袖速干衣物是很好的选择,不过要搭配防风保暖衣物。进行高原徒步在贴身内衣的选择上必须考虑速干,否则出汗较多,如果不能短时间内干燥,湿的内衣会导致身体快速失温。

3)鞋袜:鞋选择耐磨的鞋,杜绝凉鞋、拖鞋之类。徒步鞋、运动鞋都是不错的选择,皮鞋也可以,但最好不要穿高跟鞋,10 月份到第二年的 4 月份,鞋的选择还必须考虑保暖,不要穿太单薄的鞋。

3. 作息时间 初入高原要保证足够的休息时间,尽量少活动,多休息。首先要保证足够的睡眠，一般要保证不小于 8 h 的有效睡眠。其次尽量不要熬夜，要早睡，早晨可以适当晚起，以晨起精力充沛为原则。再次要合理安排日间工作，工作时间与休息时间要调配好。一开始工作时间可以短一些，休息时间可以长一些，以后可以逐渐调整。中午尽量安排午睡，让身体有一个调整与适应的过程。

4. 洗澡问题　进入高原后的前两天，不建议洗澡。因为初到高原洗澡时，由于水温度高，全身外周血管扩张，会引起机体心、脑等重要器官相对供血不足，同时浴室内由于通风不好，水蒸气压升高，导致吸入气氧分压降低，会加剧人体缺氧情况，甚至有可能在洗澡时发生昏厥。另外，高原环境空气很干燥，洗澡后干燥的空气会迅速带走体表的水分，吸收热量，很快感觉到冷，如果保暖措施不到位，很容易感冒，进而容易诱发肺水肿甚至脑水肿而危及生命。一般经过 2 ~ 3 天的时间适应高原环境后，可适当洗澡，但一定要注意洗澡时温度不要太高，时间不要太长，注意通风与保暖。

5. 体育锻炼　在高原进行适宜的体育锻炼对于增强体质，增进心脏、血管和呼吸系统的功能是有益的。但初入高原地区，体力普遍降低，恢复较慢，因此，进入高原一周内最好不要进行重体力劳动或开展大量体育锻炼。一周后可逐渐进行适应性锻炼，但应合理安排训练项目和强度，做到循序渐进。

（1）克服恐惧心理：消除恐惧心理是进行高原体育锻炼的前提，部分人在高原进行体育锻炼存在恐惧心理，原因是对高原体育锻炼的重要性认识不足，缺乏科学锻炼知识。因此，克服恐惧心理，对于坚持高原体育锻炼具有积极作用。

（2）掌握合理的锻炼时间：在掌握了科学的锻炼原则和合理运动量的前提下，严格掌握运动锻炼时间对高原体育锻炼是非常重要的。时间过长，机体能量消耗大，运动能力下降，不利于增进健康。高原体育锻炼时间应比平原锻炼时间要短一些，一般锻炼时间以 15 ~ 30 min 为宜。

（3）严格控制运动强度、密度、负荷：运动强度、密度、负荷过大，不利于高原坚持体育锻炼，高原体育锻炼与内地平原相比，锻炼后恢复期要长一些。如运动强度、密度、负荷过大，长时间不能恢复，不利于增强体质，也不利于促进健康，因此在高原进行体育锻炼，运动强度和密度应小些，负荷应低些，这有利于促进高原进行长期锻炼。

（4）充分做好准备活动：准备活动能提高中枢神经系统的兴奋性，对机体各器官的活动起着积极的动员作用。高原地区平均气温较低，身体功能惰性相对较大，如准备活动做得不充分，机体各器官未能充分唤醒，仓促运动极易造成运动损伤，影响高原体育锻炼。

（5）选择适宜项目进行锻炼：在锻炼项目上要因人而异，年轻的、身体素质较好的可选择跑步、球类、武术等；年龄大的，身体素质差些的，可选择健身跑、太极拳、各种徒手操等，项目的选择避免千篇一律。

（6）锻炼的自我监督：自我监督是在体育运动过程中经常观察自己健康和身体技能状况的一种方法。通过自我监督，可以间接地评定自己运动量的大小，预测和早期发现问题。因此，它是高原体育锻炼时进行自我检查的重要措施，进行自我监督对高原体育锻炼有着重要意义。

6. 合理安排体力活动　在高原环境进行体力活动时，人体氧的消耗量随着能量的大量消耗而明显增加。在高原进行体力活动，尤其是未习服的人，尽管心肺等功能代偿增加，但远不能满足机体对氧的需要，容易造成"氧债"增多，缺氧加剧，促发高原病。所以对初到高原的人，体力活动一定要缓慢，没有特殊情况，尽可能不安排重体力活动。

（三）充足睡眠

高原缺氧是一种不利的外界刺激，初到高原，常感到头昏、头痛、食欲不佳、浑身乏力、睡眠不佳，这些症状与缺氧导致的睡眠障碍有一定关系，而充足高质量的睡眠则有助于人员对高原环境的快速适应，减轻高原反应并改善上述不适症状，因此应保证每天 8 h 的有效睡眠。以下几点有助于在高原建立良好睡眠：

1. 保持平和心态　初到高原要认识到，在高原地区睡眠障碍是一种较为普遍的现象，不要有心理负担，更不要将白天焦虑的心情转化为晚上失眠的诱因，睡前要心情平稳，不做剧烈运动，不饮易引起兴奋的饮料，不过度思考以避免过度兴奋。

2. 环境营造　睡眠环境要保持适宜的温度和湿度，以身体舒适为宜，如果过于干燥可使用加湿器或在地面洒水或在盆里装一些水放置室内以保持湿度。同时要避免噪声干扰，保持环境安静，形成关灯睡觉的习惯，拉上窗帘，防止光线干扰，注意不要蒙头入睡。

3. 睡前吸氧与用药　严重失眠时，可在睡前适当吸点氧气，特别是在海拔较高地区，对于缺氧比较敏感的人吸氧也有一定辅助睡眠的效果。个别人如果长时间失眠，或因睡眠障碍导致轻度高原反应，可在医生指导下适当服用安眠药，一般应采取舌下含服方式。但应注意：①严格遵医嘱服用；②睡前半小时服药，吃药后保持安静，不要再思考问题或进行体力活动；③剂量要小，不宜过大，不能自己随意增加剂量；④不能固定服用一种安眠药，要交替、搭配或间断服用，以免产生耐药或药物蓄积、中毒等症状；⑤不能长时间服用安眠药，且服用一段时间后，要逐渐减少药量直至停药以免成瘾。

（四）高原出行注意事项

根据高原环境特点及对机体造成的影响，高原出行与平原出行有所不同，需要注意以下因素。

1. 做好计划　一般情况下，长期在低海拔地区（尤其是海拔 1000 m 以下）生活的人进入高原（尤其海拔超过 2500 m）后，都会有不同程度的高原反应。为避免或减轻高原反应，一定要根据自己的时间、体力安排行程，不要贪心，以健康为第一要务，按"先近后远、先低后高、先慢后快、循序渐进"的原则合理安排行程，切忌"贪多、贪快、贪远、贪奇、贪险"。

2. 量力而行　高原蓝天白云、雪山屹立、空气清新，其独有的风光吸引着越来越多的游客。到高原旅行，登山畅游，健身与情趣兼得，但出行一定要做到量力而行。出行前做好预案，采取一些保护措施，带好必要衣物，穿旅游鞋或登山鞋。老年人建议携带手杖，既省力又有利于安全。爬山时要徐徐前进，注意休息，切忌操之过急，避免疲劳，陡坡建议以"之"字路前进，下山时缓慢前进，不能快跑。

3. 注意安全　高原出行除要注意一般安全事项外，还应注意以下特殊安全事项：①高原温度低，天气变化快，要备足衣物，根据天气变化随时增减；②出行不要在风口、潮湿处停留休息，要选择避风、向阳处休息；③高原风大，出汗时可解开衣扣，但不要脱衣摘帽，以防伤风受寒；④选择避风、温暖之处进餐，进餐前及进餐后均需休息一段时间，然后再进行相关活动；⑤不要一个人进入荒漠地带，不要在雪地、旱獭出没地停留，自驾进入高原无人区要慎重；⑥出行前要准备好地图、水壶、手电、手机（充足电，最好随身携带充电宝备用）以便出行发生意外时自救及求救。

（五）高原饮食卫生

高原低氧环境可导致诸如胃排空时间延长，胃肠蠕动减弱，唾液、胃液、肠液等消化液分泌减少，胃肠胀气等消化道功能紊乱，导致初到高原人群常出现恶心、呕吐、食欲不佳等相应消化道症状。另一方面，随着海拔的增高，机体基础代谢也会逐渐增加，因而初到高原人群的基础代谢也是增加的，其增加程度与所到高原的海拔及停留时间相关。

高原环境下机体营养代谢也会出现相应改变，表现为能量消耗增加，蛋白质合成减少，脂肪分解加速，维生素吸收减少、消耗增加，微量元素产生减少等。因此，高原饮食应注意以下几点：

1. 饮食不宜过饱　由于高原环境下出现胃肠蠕动减弱、消化液分泌减少等消化功能减弱，建议每顿饭不宜吃的过饱，七成饱即可，尤其晚餐不宜过量，以避免增加胃肠负担及影响睡眠。同时要特别注意，即使在炎热的夏天也要食用热饭、热菜、喝热汤、热水，以免引起消化不良。

2. 多食米面　主食尽量以面条、稀饭等易消化、易吸收的软及流食为佳，副食以清淡、富含维生素的蔬菜和水果为宜。饭菜要可口、新鲜、多样化以满足机体对各种营养物质的需要。

3. 适当补充蛋白质　增加蛋白质的摄入有助于增强身体抵抗力，预防感冒及降低高原反应的发生率，建议食用瘦肉、鱼虾、蛋奶等优质蛋白进行补充。

4. 补充维生素及微量元素　进入高原后多吃新鲜蔬菜、水果以补充维生素，必要时可口服多种维生素以促进机体有氧代谢，提高机体抗缺氧能力。

5. 正确补充水分　高原气候干燥、风沙大，水分丢失快，同时由于呼吸加深、加快及食欲减退、饮水减少进一步加重了体内水分的丢失。因此，初到高原，应通过多饮水（最好是茶水）、进食流质饮食补充体内水分。但饮水量应予以控制，根据平时习惯增加 500 ml 左右即可，如果饮水过多则会冲淡消化液，不利于消化，增加血容量，加重心脏负担，甚至有因细胞水肿而促发肺水肿、脑水肿可能。

6. 限烟限酒　进入高原根据个人实际情况可适量饮酒，但不能贪杯。即使在平原地区酒量很大，在高原也绝不要酗酒，否则会加重身体耗氧量，引发严重高原反应甚至危及生命，这是有血的教训的，一般人可少量引用葡萄酒。吸烟人群建议不吸烟或少吸（每天不超过 5 支为宜），因为吸烟时烟雾中的 CO 会影响血液中血红蛋白的携氧能力，加重机体缺氧。

（六）关注个人身体健康状况，患病后要及时就医诊疗

在高原环境中，要更加关注个人的身体健康状况，即使患感冒、腹泻等一些常见病也要引起重视，不能掉以轻心，应及时进行诊治。如果出现顽固睡眠障碍，持续头痛、头晕、胸闷等不适症状也要及时就诊，确保做到对疾病的早发现、早诊断、早治疗，以最大限度防止病情加重或向急性高原病转化。

高原吸氧

地球大气层氧环境的形成促成了生命的诞生，氧是生命活动至关重要的必需物质之一，机体组织细胞中的线粒体能够利用氧，利用食物物质代谢转化的能量。正常成年人静息状态下，每分钟耗氧量约为 250 mL，剧烈运动时可增加 8 ~ 9 倍，但体内贮存氧量仅有 1.5 L，仅能维持机体正常代谢 6 min 左右，人的呼吸、心搏一旦停止，数分钟内就可因缺氧死亡。氧是人类生存极其重要的物质，高原环境对人体最大的威胁是低氧，科学吸氧对于维护高原人体健康，提高劳动能力非常重要。吸氧不仅是治疗急、慢性高原病的首选措施，也是防止各种低氧性损伤的重要手段。但用氧不当也可对人体产生不利影响。进入高原后，用氧不当可能延缓人体对高原低氧环境的适应过程；而吸氧浓度过高，时间过长，则可导致氧中毒，反而加重机体的缺氧，造成难以调和的治疗矛盾。因此，在高原地区生活及工作的广大民众，对氧气的供应和正确使用，必须做到人人皆知，人人会正确使用。

一、吸氧指征

（一）必须吸氧

1. 高原病　初入高原 1 周以内，如果出现头痛、头昏、恶心、呕吐、腹痛、腹泻、食欲缺乏、心悸、气喘、乏力、失眠多梦或嗜睡等急性高原反应的表现时，应低流量间断吸氧，氧流量以 1 ~ 2 L/min 为宜。如果发生高原肺水肿或高原脑水肿时，应持续吸氧，视病情轻重予以中、高流量吸氧，有条件时可进行高压氧治疗。注意不要过早停止吸氧，以防病情发生反复，慢性高原病患者也应吸氧。

2. 女性妊娠期　孕妇在妊娠期间的耗氧量增大，尤其是妊娠前 3 个月是胎儿生长发育和各器官形成最重要的阶段。氧疗可使孕妇血氧浓度增加，改善胎儿氧供，有利于各器官的形成和发育。在高原低氧环境中妊娠，无疑会加重孕妇对氧的消耗，胎儿会比在平原感受到更大的缺氧刺激。缺氧可以影响胚胎或胎儿的生长发育，甚至发生畸形或死胎，引起流产、早产、低出生体重儿的概率也更大。因此，高原低氧环境下的氧疗在整个孕期具有重要意义。

3. 睡眠呼吸障碍　高原易出现睡眠呼吸障碍，睡眠呼吸障碍过程中反复出现血氧饱和度锐减和再氧合往往成为心血管疾病发生的病理生理学基础。治疗睡眠呼吸障碍可以预防和治疗患者合并的高血压、心力衰竭等心血管疾病。出现睡眠呼吸障碍的移居者应该夜间低流量吸氧。

（二）建议吸氧

1. 长期睡眠障碍　部分进入高原的人出现习服不良、各种中枢神经和自主神经失调或紊乱症状。长期居住高原的移居者可能出现睡眠障碍，如入睡困难、睡眠中断、晨醒过早、打鼾、夜惊、梦魇等。偶尔出现一两次睡眠障碍不必惊慌，但如连续或反复出现，则可能引起或加重其他病症。出现睡眠障碍的移居者可以在睡前进行低流量吸氧，或在富氧室内休息、睡眠，有助于改善睡眠状况。

2. 剧烈运动　长期从事剧烈体育运动或重体力劳动的高原移居者，宜定期进行氧疗。在运动过程中或运动后进行低流量吸氧，可以迅速消除疲劳，恢复体力，减少慢性高原病的发生。

3. 精细活动　缺氧抑制中枢神经系统功能，神经肌肉传导受损，临床上可出现运动障碍，严重时可致肢体软弱无力，步态蹒跚，握物操作时手腕颤抖不稳等。此外，在进行外科手术、科学实验等精细活动时，吸入低流量氧可以改善中枢神经系统功能，加强肢体运动的准确性和灵活度，提高工作效率，避免和减少失误。

4. 重大决策　严重高原缺氧可影响大脑的分析、判断和决策能力，因此不利于进行重大决策。必要时，可以低流量吸氧，以促进脑功能恢复，增强记忆力、判断力、分析力和创造力，以保证取得正确的决策。

5. 长期居留 4000 m 以上高原　长期居留 4000 m 以上高原，机体缺氧程度较重，慢性高原病发病率高，往往对机体造成不可逆损伤。因此，对这些移居者来说，定期氧疗有利于身体健康，提高生活质量。

（三）控制吸氧

1. 初进高原无明显急性高原反应症状者不提倡吸氧。因为此时吸氧延缓机体对高原低氧环境的习服。

2. 出现吸氧的反常效应或氧中毒时，应控制吸氧，降低吸氧浓度或停止吸氧。

二、正确吸氧

（一）正确使用供氧设备

1. 一般性供氧设备　进入高原环境的人员，应熟悉掌握氧气瓶及氧气袋的使用方法以及吸氧（流量表输氧、氧气筒接头输氧和氧气囊输氧）方法和应用氧气瓶吸氧的操作流程。

（1）氧气瓶：常用的氧气瓶为柱形无缝钢瓶，瓶内可耐高压达15.5 MPa，容氧量约 6000 L。总开关在筒的顶部，可控制氧气的释出。使用时，将总开关向逆时针方向旋转 1/4 周，即可释出足够的氧气，不用时可顺时针方向将总开关旋紧。在氧气筒颈部的侧面，有一气门与气压表相连，是氧气从筒中输出的途径。除了大氧气钢瓶外，还有 2 L、3 L、4 L 等便携式小氧气钢瓶，便携式氧气瓶供氧比较实用。使用氧气瓶应注意以下事项：

1）筒内氧气不要用完，应保留至少 5 个大气压，以免渗入杂质，再充氧时发生意外。

2）氧气瓶应存放在荫凉处，周围严禁烟火和放置易燃品；严禁在控制阀螺丝处涂油，以免松动；搬运要稳，避免碰撞，以防爆炸。

3）在无流量表的情况下输氧时，可将输氧导管的出气孔放在水内，视气泡排出的快慢判断氧气流量。一般气泡连续排出时即为通常用量。

（2）氧气袋：为个人外出首选，不用时收存方便，携带轻便，使用时效果可靠。但氧气袋贮存氧气量较少，一般只能维持供氧半小时左右。

（3）制氧机：家庭保健型制氧机是用物理吸附的原理，通过分子筛的变压吸附将室内空气中的氮气和氧气分离，可以获得浓度达到 90% 以上的氧。因其使用方便、体积小、重量轻，通电即可产生氧气，逐渐代替了传统的氧气瓶和氧气枕，成为单人供氧装置的理想选择。

2. 高原地区某些宾馆、医疗卫生机构及室内公共场所装备供氧系统

普通人如何适应高原缺氧环境？传统的鼻吸式吸氧办法并不能从根本上解决高原缺氧问题，且限制了人在室内的行动，氧气压力冲击鼻腔黏膜引起不适，长期还会构成鼻腔出血等结果。近年来，人们提出了弥散式供氧的概念，并经过变压吸附式制氧机现场制氧的办法，对房间施行弥散式供氧。弥散式制氧系统就是一种通过提高密封空间（如宾馆、家庭卧室、办公室以及室内公共场所等）的氧含量（氧浓度）来改善人体所在的外环境，使人体沐浴在一个富氧的环境中，从而达到改善人体呼吸内环境，促进代谢过程的良性循环，以实现缓解缺氧症状、增进健康为目的的设备。

目前的供氧系统有气体直接供氧和液氧气化供氧两种方式：气体直接供氧方式采取集中供氧系统，中心供氧系统采用的是 PSA 变压吸附制氧机（以电能为动力、空气为原料，采用变压吸附技术），由各个输氧管路疏通至各个房间内，总的来说供氧方式分为弥散性供氧与分布供氧，这是两种主要的供氧方式。第一种供氧方式弥散性供氧是指氧气经过制氧机处理之后，经过一种叫新风系统配比成科学含氧量的富氧气体，因为气源处的氧气纯度非常高，而我们人类身体并不能接受如此高的纯度。然后富氧气体充斥在弥散性供氧管道，通往各个有氧气需要的房间，然后在房间设置开关，建立有氧环境。第二种供氧方式就是分布供氧方式，它没有弥散性供氧方式供氧普遍。首先它是在各个供氧管道中，主要接口是在每个房间的床头设置富氧呼吸接口，当有需要吸氧时，就直接把接口的控制开关打开即可。液氧气化供氧方式以液氧气化办法对房间施行弥散式供氧。该办法经过液氧气化，在房间内构成弥散供氧。其前端与医院供氧体系一样安装液氧低温储罐，将液氧气化后，经过氧气管道输送至房间。因为

1 m^3 液氧可气化成 800 m^3 气态氧，因此能快速提高室内氧浓度。液氧来源充沛有保障，具有储量大、易储运、耗电少等优点，使高原建筑室内弥散式供氧成为可能。

目前，青藏高原中有些地区的市、州（县）宾馆房间、医疗卫生机构和室内公共场所等都装备弥散性供氧系统和鼻塞吸氧装置供氧系统或者独立建设了富氧室，可根据个人身体健康状况以及需求，直接选用吸氧。

（二）正确合理吸氧

吸氧可从根本上解决缺氧问题，是一种简便、经济、安全的治疗方法。吸入氧分压较高的空气或纯氧治疗各种缺氧性疾病的方法为氧疗（oxygen therapy）。纠正缺氧常采用常压氧疗和高压氧疗两种方法。氧疗是治疗缺氧的基本方法，对大多数缺氧均有一定的疗效，可提高肺泡气 PO_2，从而提高 PaO_2 和 SaO_2，增加动脉血氧含量。氧疗的有效性还取决于呼吸道的通畅，有效循环血量保障和正常的血液携氧能力等。氧疗对高原、高空缺氧以及外呼吸功能障碍等引起的低张性缺氧效果最好。高原肺水肿患者吸入纯氧具有特殊的疗效，吸氧数小时至数日，肺水肿症状可显著缓解。吸入纯氧可使血浆中物理溶解的氧量从 3 mL/L 增至 20 mL/L，从而使动脉血氧含量增加 10% 左右。吸入 3 个大气压纯氧（高压氧疗）可使血浆中物理溶解的氧增至 60 mL/L，如果心输出量正常，则可维持整个机体的需氧量。

常规的给氧方式主要有 3 种：吸纯氧、人工机械通气、高压舱给氧。一般来说，给氧的方法包括鼻塞给氧、鼻导管给氧、面罩给氧、人工呼吸机正压给氧和高压氧舱给氧等。而在高原预防保健方面有实用价值的则是鼻塞给氧和鼻导管给氧。近年来多采用鼻塞给氧，它避免了鼻导管的缺点，不刺激鼻咽部，痛苦小，易于被人接受，并且不易被堵塞，给氧效果好，易于达到治疗目的。因此建议有条件时最好采用鼻塞给氧。人工呼吸机正压给氧需作气管内插管或气管切开，连接简易呼吸气囊或呼吸机，它只适用于严重的急性高原病并伴有呼吸衰竭患者。高压氧舱给氧在高原地区亦只用于重症高原昏迷患者。面罩给氧一般也只适用于严重的急性高原病患者。

那么，急进高原的人，如何判断是否需要吸氧？应视以下情况而定。

1. 适应期不宜急于吸氧　初上高原，机体为了适应外界低氧环境，全身各系统发生一系列代偿性变化，导致机体内环境从不平衡到平衡，逐渐适应高原低氧环境。此时若急于吸氧，则会减轻低氧对机体的刺激作用，延缓机体主动适应高原低氧环境的过程。

2. 轻度高原反应不要盲目吸氧　如果缺氧症状不严重，没有明显的急性高原反应症状，在静息时仅有轻度缺氧，最好不要盲目吸氧。因为此时吸氧会延缓机体对高原低氧环境的适应过程，反而不利于高原环境的适应。

3. 中度高原反应可自主吸氧　高原地区自然环境恶劣，体质较差者易出现急性高原反应。急进高原后，人体出现下列情况之一者，应给予低流量吸氧：①明显头痛、恶心、呕吐，或腹痛、腹泻；②心悸、气短及气喘、嘴唇发紫，心搏大于 100/min，呼吸大于 25/min；③血压升高，大于 140/90 mmHg，或血压降低，小于 90/50 mmHg；④夜间睡眠障碍，通宵难眠；精神萎靡不振，表现为嗜睡、冷漠少语、反应迟钝。

4. 重度高原反应必须吸氧　重度高原反应一般是指进入昏迷状态的高原脑水肿患者，临床表现为抽搐、浑身发绀、昏迷等症状，重度高原反应者应持续吸氧，视病情轻重予以中、高流量吸氧。有条件时可进行高压氧治疗。如出现吸氧反常效应或氧中毒，应控制吸氧，降低吸氧浓度或停止吸氧。

5. 当某些疾病需要采用氧气治疗时，也必须根据疾病的种类及患者的实际情况选择不同方式的氧气疗法，吸氧的浓度和持续时间也有所不同。如果掌握不当，吸入氧浓度过高，不但不会产生治疗效果，反而会导致副作用和毒性的发生。

三、高原用氧注意事项

（一）防止氧中毒

在各种急性高原病的预防和治疗过程中，给氧是一个针对病因进行预防和治疗的重要措施，也是首先采用的措施。正确给氧可以及时缓解急性缺氧。若给氧方法不当，吸入氧气浓度过高、持续时间过长，会导致氧中毒。当某些疾病需要采用氧气治疗时，也必须根据疾病的种类及患者的实际情况选择不同方式的氧气疗法，吸氧的浓度和吸氧的持续时间也有所不同。如果掌握不当，吸入氧浓度过高，不但不会产生治疗效果，反而会导致副作用和毒性的发生。

氧疗虽然对治疗缺氧非常重要，但吸入气氧分压过高、给氧时间过长，可引起组织细胞损害、器官功能障碍，称为氧中毒。一般来说，0.5个大气压以上的氧对组织细胞有毒性作用。一般认为氧中毒时组织细胞损伤的机制与活性氧的毒性作用有关。氧中毒的发生主要取决于吸入气氧分压而不是氧浓度。吸入气的氧分压（PiO_2）与氧浓度（FiO_2）的关系为：$PiO_2 = (PB - 47) \times FiO_2$（PB 为吸入气的压力，47 为水蒸气压力，单位 mmHg）。氧中毒可引起人体全身性的损伤。由于人体各器官的敏感性不同，通常氧中毒主要造成呼吸系统和神经系统以及眼睛的损伤。根据临床表现的不同，可将氧中毒分为肺型和脑型两种：

1. 肺型氧中毒　肺是氧中毒最容易受累的器官，高压氧主要损伤支气管黏膜和肺表面活性物质。肺型氧中毒发生于吸入 1 个大气压左右的氧 8 h 以后，表现为咽痛、胸骨后不适、烧灼或刺激感、胸痛、不能控制的咳嗽、呼吸困难、肺活量减小、PaO_2 下降。肺部呈炎性病变，有炎细胞浸润，充血、水肿、出血，肺不张，两肺可闻及干、湿啰音，严重者可危及生命。正常人吸入氧气浓度超过 60%，吸氧时间超过 1 ～ 2 天，就可发生对肺的损害；吸入高浓度氧气能抑制细胞线粒体氧化酶活力，使肺泡膜表面活性物质减少，引起肺泡内渗液、肺泡不张等病理变化；长时间氧中毒可引起肺间质纤维化；肺性氧中毒的早期表现为肺功能改变，如肺活量减少，肺顺应性减低等。氧疗的患者如果发生氧中毒，吸氧反而使 PaO_2 下降，加重缺氧。因此，氧疗时应控制吸氧的浓度和时间，严防氧中毒的发生。

2. 脑型氧中毒　吸入 2 ～ 3 个大气压以上的氧，可在短时间（6 个大气压的氧数分钟，4 个大气压的氧数十分钟）内引起氧中毒。患者主要表现为肌肉颤动、抽搐、烦躁、惊厥、面色苍白、出汗、恶心、晕厥、癫痫样发作等神经症状和幻视、幻听等视觉和听觉障碍的症状，严重者可昏迷、死亡。高压氧疗时，患者出现神经症状，应严格区分清楚"脑型氧中毒"和"缺氧性脑病"。前者是先抽搐以后才昏迷，抽搐时患者是清醒的；而后者则先昏迷后抽搐。对脑型氧中毒患者应立即控制吸氧，但对缺氧性脑病患者则应加强氧疗。

氧中毒无特殊的治疗方法，关键是预防。要正确氧疗，严格控制吸入的氧分压、氧浓度和时间，防止氧中毒。

（二）氧流量调节

除了高原肺水肿、高原脑水肿、一氧化碳中毒等急救时使用中、高流量吸氧外，一般主张低流量吸氧，氧气流量为 2 ~ 3 L/min。供氧时应先调节流量，之后连接鼻导管或面罩。停氧时，应先分离鼻导管接头，再关流量表小开关，以免一旦关开倒置，大量气体冲入呼吸道损伤肺组织。

（三）吸氧导管放置

由于氧疗时患者情况差别较大，应特别强调的是一定要注意保证患者能切实把氧气吸入到肺内，这样才能达到氧疗效果。如患者以张口呼吸为主时，应将吸氧管放置在口腔内而不是鼻腔内，此时如使用鼻塞式吸氧管，应将鼻塞部分剪去以免其误吸入气管。气管插管或气管切开时应将吸氧管置入到插管内并固定，在固定吸氧管时应注意不要堵塞插管管口。

（四）湿化和加温

低流量给氧一般用泡式湿化瓶，高流量给氧宜用更有效的湿化器对吸入氧气进行湿化。湿化水温宜为 28 ~ 34 ℃，这时吸入氧气的温度与鼻腔温度接近，减少气体对鼻咽部及气管黏膜的刺激，使患者感觉温暖舒适易于接受。吸入温暖湿化的气体，能降低气道阻力，一方面防止支气管收缩诱发哮喘，另一方面呼吸道通畅可使吸入的氧气顺利进入呼吸末细支气管及肺泡内进行气体交换，增加氧饱和度，疗效较好。

（五）防止交叉感染

所有供氧装置，包括鼻导管、鼻塞、面罩、湿化器等一切氧疗用品均应定期更换和用 75% 乙醇消毒。一般专人使用。换给别的患者应用时，更要严格消毒。制氧机的空气过滤网应定期清洗。

（六）氧气贮备

小团体或个人行动时，应携带氧气瓶、氧气枕等以备不适之需。定期检查瓶内氧气，对未用和已用完的氧气筒应分别注明"满"或"空"字样，便于及时储备，以应急需。

（马艳艳　刘辉琦　刘永年）

第四章

高原环境下的人群饮食

高原移居者进入高原环境后的饮食

我国高原地域广阔，高原一般作为登山、科研及军事等的重要区域，因此常年有大量人员居住及工作。高原地区由于空气中氧气绝对含量减少，致使动脉血氧饱和度下降，机体因此处于缺氧状态，进一步发展会促发高原反应。再加上高原低压寒冷，这一过程会被加剧，严重的会导致急性高原病、急性高原肺水肿、脑水肿等一系列高原疾病，甚至危及生命。高原地区人群因为世代生活，机体已经充分适应高原地区的缺氧环境，但对于初入高原地区的人群，都有可能发生上述情况，这些情况的发生，会严重妨碍初入高原地区人群的正常活动安排，甚至危及生命。高原环境下人群处于缺氧状态，血氧饱和度在80%以下，会导致低氧血症的出现，导致呼吸、神经、胃肠系统等出现严重不良症状，机体营养代谢出现紊乱，胃张力降低，饥饿感降低，同时饮食后胃蠕动明显减弱，延长胃排空时间，消化液分泌量亦明显减少，机体环境受到影响，机体营养缺乏，不能满足人员生理需要，从而严重影响其生活、工作。

一、高原环境对人体代谢的影响

高原环境主要特点为低压缺氧，人从平原环境进入高原环境下呼吸系统、消化系统、循环系统及神经系统会出现较大的应激反应，诸如高原环境中人脑组织耗氧量大，代谢率高，氧和 ATP 贮存少，以及对低氧耐受性差，有氧代谢降低，能量产生障碍。低氧刺激呼吸加深加快，肺血管收缩，心肌收缩力下降，消化液分泌减少及儿茶酚胺和糖皮质激素分泌增加等，使机体内营养物质代谢受到影响。同时缺氧导致食欲减退，加重缺氧症状，从而影响营养物质代谢转化及利用。

二、合理膳食

营养能影响物质代谢及氧的利用，糖类可提高耐缺氧能力，提高肺泡氧及血氧含量，故初到高原时应遵循"高糖、低脂、适量蛋白"的膳食原则。

（一）对能量和营养素代谢的影响

①能量需要量增加，其推荐摄入量在非高原人群基础上增加 10%；②蛋白质代谢：人体进入高原初期，蛋白质合成减弱而分解增强，必需氨基酸合成率下降，氮的排出量增加，因而出现不同程度的负氮平衡。有报道，缺氧初期一些氨基酸的代谢和与其代谢有关的酶活性发生变化，如急速进入高原后短期之内，酪氨酸的氧化增强。③碳水化合物：缺氧初期碳水化合物代谢增强，如糖原分解作用和糖原异生作用增强，葡萄糖利用率增加等。在习服过程中，一些氧化酶的活性首先增强，经一段时间后，一些糖酵解酶和调节磷酸戊糖旁路的酶活性也增强。酶活性的变化具有代偿和适应的特征。④高原缺氧条件下脂肪动员加速，脂肪分解增强，脂肪贮存量减少，血脂成分增高；但严重缺氧时，脂肪氧化不全，可致血、尿酮体增高，而酮体大量聚积进一步使缺氧耐力降低。⑤水盐代谢：有研究报

道，进入高原缺氧环境后人体尿量有增多的现象，这是一种适应性反应。有人认为，钾丧失和钠、水潴留是引起急性高原反应的重要因素。急速进入高原后，心电图的改变与低钾血症相似。因此，建议急速进入高原的人应进食含钾多的食物或适当补充钾盐，同时也应适当限制钠的摄入量，这些对缺氧初期少尿的人更为重要。⑥铁吸收率明显增加。这是骨髓生成红细胞增加、铁的需要量增高促进了铁的吸收的缘故，而不是血氧饱和度和小肠组织氧分压降低的直接作用。⑦尿维生素 B_1、维生素 B_2 和维生素 C 排出增加。很多维生素是组织呼吸的辅酶，如维生素 B_1、维生素 B_2 和维生素 C 就是生物氧化中递氢体，而且排出量又增加，因此，应供给充足的维生素。

（二）高原缺氧习服过程中的营养需要

凡有利于少消耗氧、多摄取氧和有效地调用氧的营养因素都有利于习服过程。凡能提高氧耐力和减轻急性高原反应症状的营养因素也有利于加速习服过程。总的原则：维持食欲和胃肠功能、供给合理充裕的营养、能量适当、维生素充裕。高原缺氧初期膳食原则以保证足够的能量摄入，高碳水化合物、低脂肪和含有适量优质蛋白质的膳食为主。

碳水化合物能提高急性缺氧的耐力，有利于肺部气体交换，高碳水化合物膳食可减轻高山反应症状（头痛、恶心、嗜睡等）的严重性，补充葡萄糖有助于防止初到高原后 24 h 人体力的下降，因此，足量的碳水化合物，对保证能量的摄入，维持体力非常重要。

注意蛋白质摄入，由于机体蛋白质代谢加强，必须食用足够的优质蛋白，如瘦肉、鸡蛋、鱼、牛奶、虾等，蛋白比例占到总能量15%。脂肪摄入宜以低脂膳食为主。

补充多种维生素。补充 B 族维生素有利于辅酶的形成，增强酶的活性，提高氧的利用率。补充维生素 E 能减少组织氧的消耗，提高氧的利用率和缺氧耐力，也有利于高原习服。多吃一些蔬菜和水果比如番茄、豆制品、橘子、茶叶等，它们富含维生素 E、维生素 C、大豆异黄酮等抗氧化成分，可以有效预防高原反应，适当吃一些肝，以补充 B 族维生素，从而促进有氧代谢，提高机体的低氧耐力。

无机盐类补充铁质有利于血红蛋白、肌红蛋白、含铁蛋白质和酶的合成，所以也有利于缺氧习服。应补充钾和限制钠的摄入量。

（三）增强耐缺氧能力的膳食措施

对于初入高原的平原人来说，高原病或急性高原反应的发病率较高，合理的营养和饮食是一项预防和辅助治疗急性高原反应的有效措施。凡有利于少消耗氧、多摄取氧和有效利用氧的措施都有利于提高耐缺氧能力。

1. 维持正常食欲和胃肠消化功能　消化道症状是急性高原反应的一个主要表现。消化道症状以食欲减退、恶心和呕吐为主，高原缺氧引起的食欲减退甚至厌食，使进食量减少和体重减轻。进入高原前，应通过体育锻炼或体力劳动进行体力适应，保持良好的心理状态。进入高原后前几天，应逐步增加体力活动，避免剧烈快速活动，必要时可静卧或使用氧气袋，提高食物的可接受性。另外，为了维持正常食欲，供给的食品既要符合初入高原者的饮食习惯，又要适合高原饮食的习惯。

2. 供给合理而充裕的营养

（1）能量：初入高原者应减轻体力活动，并避免剧烈运动或重体力劳动。因此，能量供给量一般按平原地区轻度或中等体力劳动的标准供给即可，重要的是要使机体保持良好的食欲。

（2）蛋白质、脂肪和碳水化合物供给能量的比例：初入高原一般可采用蛋白质占 10% ~ 15%、脂肪占 20% ~ 25%、碳水化合物占 60% ~ 70% 的比例供给能量，习服后脂肪可提高到约 35%。适当增加动物性蛋白质含量，用容易消化的小分子糖（葡萄糖、蔗糖等）代替部分多糖可以提高人的适应能力，减轻急性高原反应，促进高原病患者康复。国外研究发现，酪氨酸能够有效提高人群高原环境下作业能力，提高耐寒能力。

（3）维生素：要适当补充多种维生素制剂。有研究证明，在 4700 m 高度上，每日补充维生素 A 6 000 IU，维生素 B_1 20 mg，维生素 B_2 2 mg，维生素 C 300 mg，烟酸 20 mg，维生素 B_6 5 mg，泛酸钙 5 mg，维生素 E 60 mg 和维生素 P 50 mg，不但能保持充裕的营养水平，而且可提高缺氧适应能力。

（四）高原环境下人员饮食及营养搭配措施

平原人初入高原会出现高原病及急性高原反应，通过有效的饮食及营养摄入能够有效预防和辅助治疗。因此在提高机体耐缺氧能力时，要采取有效措施以多摄取氧、少消耗氧和提高氧利用能力，主要措施如下：

1. 急性高原反应下，机体会出现恶心、食欲减退、呕吐等症状，人员进食量明显减少，体重偏轻，机体免疫力及活力均明显降低，因此在进入高原的前几天，人员需进行适当体力活动，避免剧烈运动，同时可通过使用氧气袋及静坐方式提高食品耐受性。为保证人员正常食欲，可根据初入高原人的饮食习惯进行食物供给，同时需要满足高原饮食习惯。

2. 提供充沛合理的营养，临床认为，人员进入高原环境后，应适当减轻体力劳动，避免剧烈运动和过重体力劳动，因此在食物供给时，满足其基本需要即可。一般按平原地区轻度或中等体力劳动的标准供给，保证人员具有良好食欲，从而为营养摄入提供条件。

3. 根据能量供应比例对碳水化合物及脂肪比例进行调整，能量推荐摄入量在非高原人群的基础上增加10%。有人建议糖∶脂肪∶蛋白三者比例按4∶0.8∶1进行调配。在饮食中可用蔗糖、葡萄糖等代替多糖，注意增加富含优质蛋白质的食物，从而缓解急性高原反应，促进高原病患者机体正常。供给充足的维生素与矿物质，避免食用产气及含大量纤维的食物。合理补充，促进食欲、防治代谢紊乱，注意预防脑和肺水肿。

总之，高原环境下人群应遵循优质、安全、营养均衡、适度的健康饮食，合理安排自己的一日三餐，有规律地摄入食物。俗语有云："早上需吃好，中午要吃饱，晚上应吃少。"其实，这就是我们最正确的饮食原则，在高原地区，也应按照上述原则，尤其晚餐应吃少，可减轻胃肠负担，减少胃肠胀气，对膈肌活动及心肺活动不致产生不良影响。

三、戒烟和控酒

（一）戒烟

对于在高原吸烟的看法不太一致。吸烟引起肺组织结构和功能的损害，血液中碳氧血红蛋白（HbCO）浓度的增加，会导致动脉氧分压、饱和度、氧含量下降；向组织细胞释放氧量减少。由此可以推论，吸烟将使高原人适应低氧环境的能力下降。然而也有实践表明，吸烟可缓解急性高原反应，甚至有人认为吸烟者的急性高原反应比不吸烟者显著地轻，可能的原因是吸烟者血内碳氧血红蛋白含量高，使其形成轻度的低氧血症，反射性引起肺通气功能增强，同时吸烟可兴奋中枢神经系统继而提高中枢神经及呼吸中枢功能等，可能起到了"预习服"的作用。但在吸烟过程中产生的 CO 会使血液中的 O_2 含量明显减少，增加患冠心病、肺源性心脏病、高血压等疾病的风险。除此之外，在低氧环境下长期吸烟会阻碍氧的传递，从而刺激血红蛋白增多，使血流速度减慢，血液黏度增高。长期吸烟者易患高原红细胞增多症、血栓及脑卒中等。因此在高原尽量不要吸烟，尤其是海拔 3000 m 以上，更应该戒烟。

（二）控酒

在高原低氧情况下，肝解毒功能下降，脑组织缺氧，当喝酒过量时，乙醇可直接损害肝细胞，由于乙醇刺激，心率加快，心脏每分钟搏出量相应减少，从而加重脑组织缺氧程度。另外，乙醇还可加重由缺氧引起的脑动脉硬化、冠状动脉硬化等疾病，危害人的生命。乙醇除对肝细胞有损伤外还会增加体内耗氧量，使热量散发，并引起神经兴奋，在高原上尤其危险。酒在高原上最大的危险是容易引起胃黏膜充血、糜烂而引起大出血，尤其和解热镇痛剂合用时。因此，高原上饮酒需要严控，如果能较好地适应高原环境，可以少饮一点低度的青稞酒或红葡萄酒，有助于活血化瘀、促进食欲和改善睡眠，但绝不能贪酒，特别严禁酗酒。乙醇更加影响红细胞膜上的镶嵌蛋白质的生物活性和膜上蛋白质的构型，严重影响红细胞的变形性。红细胞膜的表面所带的负电荷减少，细胞与细胞之间排斥效应降低，使红细胞易于聚集，体积增大。久而久之将导致体内微循环发生障碍，引起低氧血症，从而加大对高原环境适应的难度。

四、避免寒冷，注意保温，多喝水

由于高原气候寒冷，昼夜温差大，要注意保暖，以防感冒。寒冷和呼吸道感染都有可能促发高原病。高海拔低压缺氧地区，空气比较干燥，气流大，有许多水分从皮肤散发，为了补充生命中的水分流失，以及避免出现高原反应，需多喝水。另外随着氧气减少，人体内血液浓度升高，这样会给心脏增加负担。因此在高原须注意通过不断饮水来补充机体的需水量。

青藏高原的传统饮食及膳食建议

一、生活在青藏高原的世居民族概述

青藏高原介于北纬 26° ~ 39°、东经 73° ~ 104° 之间，西起帕米尔高原，东到横断山脉，北界为昆仑山、阿尔金山和祁连山，南抵喜马拉雅山，东西长约 2800 km，南北宽 300 ~ 1500 km，总面积约 250 万 km²，除西南边缘部分分属印度、巴基斯坦、尼泊尔、不丹及缅甸等国外，绝大部分位于中国境内。青藏高原的周围有许多山脉，它们大多数呈从西北向东南的走向，相对于高原外的地面，它们陡然而起，上升很多，其中南部的喜马拉雅山脉中的许多山峰名列世界上前 10 位，其中珠穆朗玛峰是世界上最高的山峰。高原内部除平原外还有许多山峰，高度悬殊。高原上还有很多冰川、高山湖泊和高山沼泽。亚洲许多主要河流（黄河、金沙江、澜沧江、怒江、雅鲁藏布江等）的源头都在这里。

今天青藏高原上生活着藏、汉、羌、回、土、撒拉、蒙古、门巴、珞巴等民族。作为一种地域文化，青藏文化包含了这些高原居民各自的民族文化。藏、羌、门巴、珞巴等民族是发源于青藏高原而且一直在高原繁衍生息的民族，撒拉族和土族是从外地迁入后在青藏高原形成的民族，汉族、回族和蒙古族是从外地迁入而其民族主体不在青藏高原的民族，但无论是世居高原的民族还是迁入高原的民族都对青藏文化的发展起了重要的作用。藏族是青藏高原的主体民族,对青藏高原的开发和青藏文化的发展起了最主要的作用。藏族生活在青藏高原的腹心地带,而门巴族、珞巴族始终分布在青藏高原的南部边缘地带,今天的羌族分布在青藏高原的东南边缘地带,汉族、回族、土族、撒拉族、蒙古族则分布在青藏高原东北边缘地带。青海省是个多民族聚居的省份,主要有汉、藏、回、土、蒙古、撒拉等民族,全国 56 个民族中,这里有 54 个。西藏自治区民族除汉族、藏族外,还有门巴族、珞巴族、回族、纳西族等少数民族以及尚未确定族称的僜人、夏尔巴人,全区现有 45 个民族。其中门巴族、珞巴族等区内独有少数民族,主要分布在西藏的南部和东南部。

在元代以前,青藏高原以外的民族难以进入青藏高原的腹心地带,而在元代以后进入青藏高原腹心地带的其他民族大多数都先后融合到藏族之中,这说明与青藏高原联系最为紧密、其文化与青藏高原生死相依的民族是藏族。藏族文化也集中地体现了青藏高原地域文化的特征。正是藏族人民创造和发展了青藏高原的文化,并向东、向北、向东南传播,成为中华古代文化的一个重要组成部分。汉族文化从汉代开始进入青藏高原的东部,对青藏文化的发展起了重要的促进作用,元代以来蒙古族的文化对青藏文化也起了重要的作用,同时进入青藏高原的汉、土、蒙古等民族也受到藏文化强烈的影响,部分蒙古族、土族甚至接受了藏传佛教,在文化上与藏族有了许多共同的内容。从元代开始进入青藏高原的回族、撒拉族,虽然他们信仰伊斯兰教,但是在几百年的共同生活中他们的文化也受到藏族文化的强烈影响,特别是在农牧业生产和物质文化生活方面具有明显的青藏高原文化的色彩。青藏文化是青藏高原上的各个民族共同创造和发展的具有地域特色的文化。各个民族都为青藏文化的发展做出过极为重要的贡献。特别是 21 世纪以来青藏高原社会经济文化的发展进程明显加快，现代经济的发展所带动的社会文化的飞跃发展，改变着青藏文化的面貌，这是各民族人民共同努力奋斗的结果。

1. 汉族　汉族作为一个群体涉足青海高原是在先秦时代，那时已有人陆续迁来河湟谷地。青藏高原世居汉族主要在青海、西藏等地，其他藏区较少。汉族从内地迁入青藏高原，前后分3个阶段。第一阶段开始于西汉武帝时（公元前140—公元前88年），历经东汉、三国，通过在河湟驻军、屯垦、修城、浚渠，对古代青海东部的农业开发做出了贡献。但在历史长河中，早期汉族移民与西部古老民族氐（音di）、羌和吐谷浑等有广泛混血，种族谱系已不清。第二阶段是隋唐时期（公元581—907年），又有成批汉族迁入，但以后或东迁，或在吐蕃统治下大部分藏化。第三阶段是最具有历史和现实意义的，起始于明洪武三年—六年（公元1371—1374年），有大批汉族从江淮一带迁来，后来又有汉族不断迁入河湟谷地和西宁。在文化传统上他们既保持了汉文化，在习俗、饮食和语言结构上也受到了藏族等的影响。

2. 藏族　藏族是有"世界屋脊"之称的青藏高原上的本土居民，由于历史上曾建立过吐蕃王国，故国际上习称他们为 Tibetan。关于藏族的起源有许多学说，有人认为藏族源于西羌，有人认为藏族源于印度释迦王系，也有人提出藏族源于雅鲁藏布江流域的古代居民，即藏族祖先起源于西藏本土。近期中国科学院古脊椎动物与古人类研究所的科研人员通过对西藏林芝地区发现的新石器时代人骨的研究发现，藏族人属于中国北部的晚期智人。结合人类学研究，藏族无疑属于蒙古人的东亚类型。藏族根据生活地域、方言和某些习俗又分为几个支系。博巴在西藏绝大部分地区，康巴在青海玉树、西藏昌都、四川甘孜、云南迪庆等地，安多在青海大部分地区、甘南、西藏那曲、四川阿坝等地。人类学家认为生活在西藏樟木和尼泊尔的舍巴或谢尔巴人系藏族的一个支系或起源于藏族的一个亚群。

藏族大多生活在海拔 3000 ~ 5000 m 的高原环境中，由于独特的居住地理环境，藏族在长期的历史发展过程中，在与周边地区、国家和民族的交往中积累了丰富的饮食文化知识，形成了独特的烹饪技术和烹饪体系。藏族饮食文化无论是从种类上，还是从营养价值上都值得人们重视和发扬。

3. 蒙古族　蒙古族是在我国北方草原上发展形成的。南宋开禧二年（公元 1206 年）铁木真被尊为成吉思汗后，即开始向邻境扩张。公元1225 年成吉思汗西征东返，于 1227 年 3 月分兵攻破洮州、河州及西夏的西宁州。6 月，蒙古军攻占西宁州后，即有大批迁民散布于青海柴达木及青海湖环湖地区。蒙哥汗三年（公元 1253 年），蒙哥继大汗位，命其弟忽必烈率部出征。次年秋，忽必烈率大军临洮南下，其达吾尔部在卓格浪地区（今甘肃玛曲、四川若尔盖和青海河南一带）设立驿站和马场，以后一部分留居下来，成为今青海省黄南州河南县蒙古人中最早移居该地的部落。这一蒙古人群长期处于藏族包围中，漫长的历史使他们在言语、习俗上受藏族影响很大。

4. 回族　回族主要分布于青海省和西藏拉萨。据历史记载，在唐宋时期，青藏高原已有回族先民活动，元代蒙古军西征大批迁军来的"西域亲军"中，有大批伊斯兰属民族入居河湟谷地屯聚牧养，以后随地入社，进行垦植，统称回族。明、清后又有不少回族迁入青海。故回族在青藏高原定居的历史也很悠久。至民国时期，青海回族已经基本形成较为稳定的规模。目前，青海省共有 89 万回族人口，主要分布在省内东部和东北部，西宁、门源、化隆、大通、民和、循化、湟中、平安、贵德、祁连、乌兰和尖扎等市县较为集中，其他州、县也有分布。

5. 撒拉族　撒拉族也是青藏高原的世居民族之一。据考证，撒拉族先民撒鲁尔人约在 13 世纪前半叶从中亚撒马尔罕地区迁到今青海省循化一带。他们也是穆斯林中的一支。研究表明，其先民早在东迁之前，最晚于 10 世纪左右就已经接受了伊斯兰教。毫无疑问，伊斯兰信仰是撒拉族的核心文化。除去伊斯兰宗教文化，撒拉族文化最大的独特性在于它是突厥语民族，这也是撒拉族区别于回族的主要特点。现撒拉族绝大多数集中在青海循化撒拉族自治县、化隆县以及甘肃省的临夏大河家地区。

6. 土族　土族是主要聚居在青海的民族，它也是世居在青海的一个民族之一。关于土族的来源，学术界研究者持有不同的观点。吐谷浑说从地名来源、民族称谓、家谱世系、风俗礼仪、民族关系等论证，认为土族是以吐谷浑人为主体融合其他民族发展而成。持蒙古说观点者认为，明代史籍中所谓的"土达""土民""土人"，均系元代蒙古遗裔，由于离开原居的草原和本民族主体，经济生活、文化风俗、民族心理等受到其他民族与文化的影响而发生变异，从而形成新的民族共同体。土族大多聚居在青海互助县、民和县和大通县，并且都是以农耕生活为主。

7. 门巴族　门巴族主要分布在西藏自治区东南部的门隅和墨脱地区，错那县的勒布是门巴族的主要聚居区，门巴族和藏族长期友好往来，互通婚姻，在政治、经济、文化、宗教信仰、生活习俗等方面都有十分密切的关系。民族语言为门巴语，属汉藏语系藏缅语族藏语支，方言差别较大，无本民族文字，通用藏文。门巴族人主要从事农业生产，也兼营畜牧和狩猎。在封建农奴制度的统治下，生产力水平十分低下，采用刀耕火种的落后生产方式，生活非常贫困。1959 年西藏地区实行了民主革命，门巴族人民和藏族人民一起翻身作了主人。在改革开放的大好形势下，门巴族人民的经济和文化都取得了很大的发展。

8. 珞巴族　珞巴族是中国少数民族中人口最少的一个民族，仅有3000 余人。主要分布在西藏东起察隅、西至门隅之间的珞渝地区，以米林、墨脱、察隅、隆子、朗县等最为集中。珞巴族大部分居住在雅鲁藏布江大拐弯处以西的高山峡谷地带，"珞巴"是藏族对他们的称呼，意为

"南方人"。珞巴族没有文字，依靠祖辈相传的口头传说，延续着自己的文化传统。在 1951 年前，珞巴族是一个被压迫的民族，没有政治权、没有人身自由权，而 1959 年后有了根本性变化，墨脱县建立了珞巴民族乡，开始以农业、畜牧为主要谋生手段，珞巴族的男女均善于竹编，几乎所有的日常生活用品都是竹编制品。

二、各个民族的传统饮食介绍

青藏高原地理环境和历史背景的特殊性，使其构成了一个具有独特生态和文化特征的区域单元。生活在这里的藏族等民族在生活方式与文化上具有显著的高原特征。独特的地理位置、高寒的高原气候再加上民族的多元性，就形成了具有高原特色的饮食文化，见表4-1。

表 4-1　青藏高原部分世居民族的传统饮食文化

	汉族	藏族	回族	蒙古族	土族
主要分布地区	河湟谷地及周边地区	西藏、青海、川西	青海化隆、循化、西宁周边	柴达木盆地	青海互助、民和、大通
主要饮食	小麦等面食为主	牛羊肉、青稞	小麦、青稞等面食为主	牛羊肉	小麦等面食为主
生产经营方式	农耕	游牧	农耕	游牧	农耕

1. 汉族　汉族分布于青海的各个地方，是青海人数最多的民族。虽然青海的汉族大部分是从内地迁来的，青海环境与内地大不相同，但他们的饮食习俗基本与内地保持一致。当然，青海的汉族在长期演变过程中，饮食习俗也有了自己的特点，从外地迁来的南方人仍保持主食大米的传统，而北方人则喜食面食，没有形成统一的饮食习俗。农区集中在日月山

以东地区，日月山以西为牧区。农作物以小麦、玉米、青稞和荞麦及各种蔬菜为主。青稞种植面积不大，因为青稞成熟早，收下青稞，可以腾茬种白菜、萝卜，或者做打麦场。汉族农民的传统主食是白面制品，有馒头、饺子、面条、烙饼等各种花样，其食法同甘肃、陕西接近，口味偏酸辣。面条多采用抻拉法，可宽可细。最有特色的是当地的揪面片儿。羊肉面片儿风味独特，食后令人难忘。青海人称锅盔为"焜锅"，藏族等民族也食，烙得很厚很大，外酥香，内松绵，耐存放。要切成 4 ~ 5 cm 宽的长条食用。平川的农民认为白面食品不耐饥饿，还常常用白面同山区农民换杂粮吃。山区农民主食为杂粮，其食法同北方各省农民近似。

2. 藏族 藏族有 4000 多年的历史，是青藏高原的原住民。他们长期生活在有"世界屋脊"之称的青藏高原上，过着游牧生活。这种高寒低温、年降水量少、日温差大的气候特征，非常有利于牧草中蛋白质的合成和营养物质的积累，使广阔的草场资源——牧草营养价值极高，为青藏地区畜牧业提供了得天独厚的条件。主要牲畜是牦牛和羊。农作物以耐寒抗旱的青稞为主。藏族的食物主要是牛羊奶、牛羊肉、糌粑等。食品的花样虽不算多，却有独特的民族风味。

（1）糌粑：糌粑是藏族牧民传统主食之一，与内地的馒头类似，糌粑是炒面的藏语译音，它是藏族居民每天必须要吃的主食，糌粑比冬小麦营养丰富，而且随身携带十分方便。糌粑是以青稞为原料，经炒熟后磨成粉，以酥油作为辅料制作而成的，其做法是先将酥油溶化在热奶茶中之后，加上适量的青稞粉搅拌成团状后用手捏成一定的形状，可以直接吃。糌粑主要成分有蛋白质，其含量约为 13.5%，脂肪为 2%，碳水化合物为75%，17 种氨基酸为 14% 左右；无机盐类富含有钙、铁、锌等多种微量元素，还富含维生素 B_1 等。食用糌粑时一般用酥油茶和糌粑面搅拌后即可，有条件时可再加白糖和奶渣，这样可以增添美味，增加食欲。由于高原环境海拔高，气候严寒，无霜期短，粮食作物的成熟受到限制。而青稞作为糌粑的原料，是青藏高原高寒地带的主要农作物。青稞具有耐寒、耐旱、耐瘠、抗逆性强等优点，适宜在寒冷、干燥、无霜期短的高原地带种植。史称藏族先民曾以野生青稞为食，公元前2世纪前后，引为家种，逐渐成为藏族人民的主要粮食。青藏高原海拔高、气压低、水的沸点低，这就成为藏族多喜欢焙炒青稞碾为粉末做糌粑吃的重要原因之一。

（2）牛羊肉：藏族民众主要以牛羊肉、奶类制品为主，这既是由于藏区高原气候的原因体内需要储存大量的脂肪，以便及时抵御高寒的气候；也与藏区多牛羊相关。尤其是牦牛肉含有极高的营养价值，富含蛋白质和氨基酸，以及胡萝卜素、钙、磷等微量元素且脂肪含量特别低、热量特别高，对增强人体抗病力、细胞活力和器官功能均有显著作用。藏族民众喜欢将牦牛肉风干后食用，风干肉是青藏高原非常有特色的一种食品。气温在0 ℃以下时将牛羊肉割成许多小长条挂在阴凉处使其自然风干，到来年二三月份食用时不仅肉质松脆，口味也独特，风干几年后口感极佳，食后回味无穷。

牧民们烹制肉食的方法比较单一，主要是白煮，无烧、烤、煎、炸、炒之类的烹饪习惯。煮肉十分讲究火候，通常是将带骨头的大块肉投入锅中，用旺火煮开，滚沸一阵，捞出来就可以食用。这种半熟的开锅肉，肉中见血，但吃起来鲜嫩不腻，越吃越香。因为大块肉要用手抓着吃，所以当地把这种肉叫做"手抓"，吃手抓时一手抓肉，一手执刀。

灌肠也是藏族群众喜爱的一种食物。屠宰牲畜之后，藏族居民会先吃一些灌肠。灌肠基本上分为四种：一是肉肠，肠内装肥瘦兼有的肉丁；二是面肠，肠内装入油和面，有时也拌进一些野葱末；三是肝肠，肠内装捣碎的肝；四是血肠，肠内装牛羊的鲜血。

（3）酥油：酥油是从牛羊的奶液中加工提取出的，类似于黄油的

100% 饱和脂肪油类。相较于黄油，酥油气味更加浓郁。青藏高原上的独特气候，使牦牛与羊成为最主要的饲养动物，大量的牦牛与羊，每年会生产出大量的牛羊奶。牛羊奶的产量超过人的需求时，通过藏族人民的智慧与劳动，将其变为不同的加工品，既避免了产量过剩造成的浪费，也丰富了饮食文化与其他生活需要。在食品结构单一、冬季气候寒冷的高原，食用酥油能御寒暖胃、解渴润肺，补充人体多方面的需要。同时，酥油具备可塑性、发酵性、可燃性等特性。除可食用外，酥油亦可用于点灯敬佛，可制作举世无双的酥油花；亦可当护肤霜，搽手搽脸，防冻抗寒，保护皮肤；还有除去器皿垢锈、软化皮革等作用。

（4）蕨麻米饭：蕨麻，别名称"人参果"，产于青藏高原，为多年生长之草本植物，根部球或块状，色红质白汁甜，为高级营养食品，每逢春秋，遍地可采掘。蕨麻米饭的做法是先将优质大米煮七八成熟，捞出后用冷水冲洗，然后用纱布包起放入笼内蒸熟，吃时将其盛入小龙碗，加入煮熟的蕨麻、白糖、葡萄，糖上面浇溶化了的酥油汁。这一食俗有其象征意义，红色蕨麻、白色大米象征团结吉祥，合家欢乐，食后健康长寿。蕨麻米饭是米饭中的高级者，一般用于在节日招待客人。

（5）清茶、甜茶和酥油茶：清茶主要是指由茶叶泡制的茶水。茶叶是采用茶树上的嫩叶加工而成。由于加工方式不同，又有红茶、绿茶等分类。它们具有不同品种和特色，但两者之间的茶性基本上是相同的。茶叶中主要含芳香油、茶碱、咖啡因、鞣酸以及多种维生素等。茶叶中的芳香油能兴奋神经系统，因此喝清茶能提神。茶碱和咖啡因有增强心室收缩的强心作用，以及利尿和帮助消化的作用。对世居牧区常年多食肉、奶类的人群，红茶有利于动物脂肪的消化。清茶还可在水中添加盐和湖南等地产的茯茶熬制而成。酥油茶和甜茶的共同特点都是奶制品和掺加茶水制成的饮料，其中酥油茶是采用砖茶或沱茶的茶水，甜茶是采用红茶的茶水。酥油茶具有奶油的纯香味，以独特的风味而闻名中外。它的整个制作过程别具一格，营养价值也极为丰富。有些地区饮用甜茶时不加食盐。有些地区的藏族在茶中不加食盐及其他佐料；而有些不但加盐，还加花椒、姜皮或草果等调料。将酥油加入茶中，盛在特制的小木桶中搅动、捣打，使茶、油融为一体，便是香甜可口又富含营养的"酥油茶"。夏秋季喝酥油茶可解除疲劳，使人感到精力充沛；冬春季寒冷，喝酥油茶可提高机体的耐寒能力。常年四季喝酥油茶使口腔感觉湿润，提高人群对高原环境的适应能力。甜茶具有新鲜、微甜、浓郁的纯乳香味，清甜可口，是高原人群普遍喜欢饮用的一种饮料。总之，酥油茶和甜茶营养价值高，清香可口，长期饮用，可使机体皮肤湿润细嫩，延缓衰老，增强机体抵抗力，所以深受高原人群喜爱。茶对于藏族来说，是不可或缺的一种饮料。"宁可三日无粮，不可一日无茶"的谚语就是对其最好的诠释。

一般牧民主食为牛羊肉、面粉、糌粑，吃的蔬菜、水果之类的碱性食物相对偏少，这些都是酸性食品。因多食肉乳等酸性食物，须以具有碱性的甜茶来调解，平衡体内酸碱，从而达到除油腻、助消化、促进血液循环、补充维生素等养分的目的。一个成年人，每天至多需 5 g 茶叶和 500 g 牛奶熬成甜茶，便足以使体内维持酸碱平衡了。此外，牛奶还含有丰富的蛋白、脂肪等多种营养物质。茶中含咖啡碱、多种维生素（维生素 C、维生素 D、烟酸、叶酸等）、宁酸、茶碱、芳香油、氨基酸、各种矿物质等多种对人有益的化学成分。茶能补充饮水中氧的不足，茶中含的芳香油可溶解动物脂肪，消食解腻。常饮甜茶，对于维护常年偏食酸性食物的农牧民和城镇居民的健康是非常必要的。凡是有藏族同胞居住的地方，就有酥油茶和甜茶飘香。喝酥油茶对高原人健康是有好处的，但也应从实际情况出发，如特殊物理因素影响下，在寒冷季节、从事强体力劳动时可以多喝些；其次是患者或病情恢复期间食纳差者，为提高机体免疫力，尽快恢复体力，可根据实际情况多喝些酥油茶。平时我们主张定时定量喝酥油茶。

（6）酸奶：居住在我国北方和青藏高原地区的藏族、蒙古族、维吾尔族、回族、撒拉族、塔吉克族等，长期以来喜欢饮食酸奶。酸奶是牛奶煮沸后倒在容器中，稍冷后加入酸奶酵头，搅匀，容器加盖，放在温度适宜的地方，几小时后状如豆腐、洁白如脂、鲜嫩质细、微酸又甜、清凉芳香的酸奶就制作完成。牦牛酸奶味道更是无比香醇。酸奶中所含有的蛋白质与牛奶基本相同，两者的不同点在于酸奶中添加了乳酸菌，通过发酵，将牛奶中的乳糖分解成半乳糖，使饮用者更容易消化和吸收。经常喝酸奶可调节肠道的益生菌，有利于肠道的通畅。同时，酸奶具有抗过敏反应和提高免疫力的作用。喝酸奶还能够开胃生津，而且能镇痛、止泻、催眠。食用时若再往里加些食糖饮用，则更觉香甜怡人。酸奶是牧民夏、秋两季的日常饮料，家家皆备，人人均饮。

（7）青稞酒：由于青藏高原长年气温较低，饮酒有助于身体健康，久而久之形成了一种独特的饮酒习惯。青稞酒是用青藏高原出产的一种主要粮食——青稞制成的。它是藏族人民最喜欢喝的酒，逢年过节、结婚、生孩子、迎送亲友，必不可少。青稞酒具有清香醇厚、绵甜爽净，饮后头不痛、口不渴的独特风格，在青藏高原享有盛誉。其地理环境独特、酿酒原料独特、大曲配料独特、制酒工艺独特、产品风格独特。藏族同胞劝酒时，经常要唱酒歌，歌词丰富多彩，曲调优美动人。

3. 回族　回族的饮食一般以小麦、青稞、豆类等面食为主，以各种蔬菜和牛肉、羊肉等为副食，而且面食的品种非常多，花样也比较新，技术也比较精进，这是其他民族都无法与回族相比的。拉面、油饼、撒子、花花等食物，都是回族在待客时的美味佳品。在他们的饮食生活中，甜食也占了一定的比例，如甜撒子、甜麻花、甜花花、甜茶等，这些食物在制作时会放较多的糖。除了这些，牛羊肉也是他们喜欢吃的食物。在与其他民族长期相处之下，他们也学习了其他民族的烹调经验，在此基础上形成了适合回族人民吃的新食物，如酸汤饺就是一个例子。"牛筋""羊筋"也是回族传统的佳肴之一，回族群众所做的"牛筋""羊筋"久负盛名，为各族群众喜食。其制作方法是：先将牛筋、羊筋洗净，用油炸发起，然后用水煮，继在凉水里泡，并撕去牛、羊筋上的渣。经过这些工序，就可以烹饪了。有两种做法：一种是扣碗羊筋（牛筋），一种炒羊筋（牛筋）。在节日、喜庆日子或招待客人时，回族用油炸食品和糖、肉包、手抓羊肉、八盘款待。在饮茶方面，回族更为讲究，这就不得不提"盖碗茶"了。通常把这种饮茶方式叫作"刮碗子"。"碗子"是由盖子、茶碗和掌盘配套而成，造型古朴大方，精巧雅致。饮茶时，一般在盖碗里泡上茶叶、冰糖、桂圆等，称作"三泡台碗子"，沏茶时多用滚烫开水。不论平时或节日，凡是登门来访者，或招待客人，他们大多会以盖碗茶相待。

4. 蒙古族　和生活在青藏高原的藏族一样，蒙古族也过着"逐水草而牧"的游牧生活，因此他们也保持着同藏族一样以牛羊肉、糌粑、奶茶为主的饮食方式。但相比于藏族，他们的饮食又有所不同。"全羊宴"是蒙古族最典型的食物之一，它是将屠宰的羊去除内脏后完整水煮放在餐桌上，以对贵客表示欢迎。手抓肉也是蒙古族用来招待客人的食物。如果季节合适，款待贵客一般要现牵活羊。在肉熟上桌时，将盛放羊荐骨连着尾巴的盘子敬放于首席，次席上盛放羊肩脚、肋条、腿骨等处肉的盘子，在女客、媳妇和姑娘面前要盛放羊胸骨肉的盘子并配放食肉小刀，客人可随意手抓、刀削尽情食用。除此之外，蒙古族还有吃羊羔肉的习惯，这是为了用羊羔皮制作高级民族衣袍，还适时宰杀初生不久的羊羔。在食用羊羔肉时有着独特的方法：首先他们选雄性健壮肥美的羊羔，经宰杀剥皮去脏清洗后，将羊羔肉切成小块，然后在铁锅中放植物油炒成半熟，加盐、花椒、放少量水，并在其上蒙盖如薄纸的面饼，到汤收肉烂面熟时，趁热就饼吃肉。据称这样做有利于保存羊羔肉特有的营养，风格独特、色香味俱全。

5. 撒拉族　撒拉族信仰伊斯兰教，他们的生活习惯，包括衣着、服饰、饮食、起居等，大致与当地回族相似，但在长期历史发展中，也形成了自己的一些特点。撒拉族早期的饮食特点是多饮奶茶，食手抓肉，烹调之法仍带有中亚色彩。但随着社会的发展，尤其是食物构成的变化，逐渐以面食为主。通常的吃法是做成馍馍、面条、散饭和搅团。散饭和搅团的做法，都是在沸水中撒面粉，搅成糊，只是搅团较稠些。吃搅团时，一般要另备汤菜和蒜、辣椒等调味料。每到农历六月，当青稞临近收割时吃"麦索儿"（即"吃青"）。方法是将青稞穗头剪下，捆成小捆，用柴草火烤熟。然后搓出青稞仁即可食，也叫"控青稞"。若将烤熟的麦仁磨成细粉，装进碗，浇上熟菜油，拌入蒜泥、油泼辣子、盐等，再配上菠菜等青菜，便成为"麦索儿"。麦索儿要当天做当天吃，隔夜则变馊。油香、馓子、焜锅饼、油搅团（以油拌面制成）也是撒拉族爱吃的面食。撒拉族仍保留着牧民的许多饮食习俗，爱吃羊肉，尤其是手抓羊肉和羊肉火锅，还喜食酸奶，嗜好茯茶、麦茶和奶茶。撒拉族的节日同回族一样，过节要蒸糖包或肉包，或做油炸蛋糕。撒拉族待客也用"三炮台"，又香又甜。待客食品有馓子、糖包、花卷、肉包等，还吃羊油炒饭，菜是碗菜，由羊肉、土豆、大白菜、粉丝等煮成，勾以稠芡。若是贵客，主人还以手抓羊肉款待，上菜时将羊尾巴对准主要客人，并送上一把小刀。客人将羊尾割下，抓在手中送入口中。羊尾最肥嫩，故要献给尊贵的客人。此外撒拉族也以火锅涮羊肉招待客人。在发展过程中他们如同回族一样，在发扬本民族传统饮食文化的同时，学习了其他民族的饮食，例如：在继承和发展古代突厥人的馍的基础上，以不同的形式和方法做成各种花卷。手抓羊肉、盖碗茶、尕面片，已成为不可或缺的一种饮食习惯。碗菜，是以羊肉、土豆或白菜、粉条为料，辅以姜、葱、花椒、辣椒等调料而做成的一种烩菜，逢年过节、人来客至，必烩碗菜，人手一碗，既经济实惠，又有营养。

6. 土族　土族人民在漫长的生产和生活过程中，逐步形成了属于自己民族的独特的风俗和习惯。其中还保留了不少早期畜牧业时代流传下来的古老风俗。土族由于长期同汉、藏、蒙古族交错杂居，互相通婚，在宗教信仰方面同藏族一致；在饮食习惯方面，不仅同蒙古族相似，而且深受汉、藏民族的影响。现在土族主要以农业为生，土族人的特色小吃有烧饼、油炒面、荨麻卷饼、油炒面包子等。烧饼是小麦面粉中加清油、盐水和匀，做成中间有空的圆饼，放在灶膛内烤熟，表面焦黄，里面像蜂窝，吃起来酥脆可口；油炒面是在小麦面粉中和上清油、葱花搅成油团放在锅内，文火烤熟；荨麻卷饼土语称"哈力海"，是嫩荨麻叶粉和青稞面或小麦面粉搅拌成糊状，再加上食用油、葱花、花椒等佐料煮熟，均摊在油煎薄饼上，卷紧，俗称"背口袋"；油炒面包子土语称"哈流烧麦"，是用"哈流"（即，油炒面）做馅的包子。

7. 门巴族　门巴族日食三餐，有些地区主食糌粑。门达旺地区、错那县、墨脱县等地以鸡爪谷加工成食品作为主食。加工方法是：将鸡爪谷脱粒、晒干，磨成细粉，放入烧开的水中稍煮，然后用搅拌器（形如船桨的木棒）反复搅拌成面团，熟后即可食用。门巴族还喜用荞麦面在薄石板上烤烙荞麦饼。大米的吃法与汉族相同，玉米和鸡爪谷则用来做成糊粥食用。肉类以牦牛、黄牛肉居多，也食猪肉和羊肉及猎获的野生动物；食用方法习惯炖或制成肉干。有些地区种植蔬菜历史悠久，品种有南瓜、黄瓜、白菜、西红柿、洋白菜、辣椒、韭菜等。门巴族善用鸡爪谷、玉米、高粱等粮食酿酒。

8. 珞巴族 珞巴族生活习俗受藏族影响较深，日常饮食及食品制作方法，基本与藏族农区相同。饭食制作，米类是蒸与焖，面类是烙与烤。菜食制作，肉类是熏烤和炖煮，蔬菜是清煮或生食，没有蒸、炸、烹、炒的习惯。珞巴族最突出的饮食嗜好是嗜酒好辣。凡用餐，必有辣椒佐餐。珞巴辣椒辣味强烈而清香，备受青睐，远近闻名。珞巴族善酿酒，一般不喝茶，只爱喝酒。酒类极多，用稻米做的醪糟酒称作米酒，甘甜醇香；玉米或鸡爪谷做的水酒，清澈酸甜。珞巴族有一种招待客人的特殊食物——山鼠肉。珞巴人还喜欢吃鱼，也常用鱼来招待客人。做鱼的方法比较简单，一般是放竹筒内置于火塘中烧食，或是直接放入火塘中烧烤，或用粘泥包裹埋入火灰中焖熟，也会做成鱼干，主要用于交换。

三、膳食结构及膳食建议

高原各民族传统的饮食方式都是适应当地环境的产物，跟各个族群自身的传统、对外交流的频率和深度等都有密切关系。在交通不便，农业技术不够发达的时代，形成的传统饮食有其充分利用自然，从而最大程度保持健康的传统智慧；另一方面，也受到自然环境的制约而有其不足。其实，无论从国际上各主要国家的膳食指南，还是中国自己的膳食指南，"平衡膳食"都是其中的核心思想，这也是人类实现健康饮食的必由之路。

（一）《中国居民膳食指南（2022）》八大准则

1. 食物多样，合理搭配 坚持谷物为主的平衡膳食模式。平衡膳食模式是最大程度上保障人体营养需要和健康的基础，食物多样是平衡膳食模式的基本原则。每天的膳食应包括谷薯类、蔬菜水果类、畜禽鱼蛋奶类、大豆坚果类等食物。建议平均每天至少摄入 12 种食物，每周 25 种以上。

每天摄入谷薯类食物 200～300 g，其中全谷物和杂豆类 50～150 g，薯类 50～100 g。

2. 吃动平衡，健康体重　体重是评价人体营养和健康状况的重要指标，吃和动是保持健康体重的关键。各个年龄段人群都应该坚持天天运动、维持能量平衡、保持健康体重。体重过低和过高均易增加疾病的发生风险。推荐每周应至少进行 5 天中等强度身体活动，累计 150 min 以上。坚持日常身体活动，平均每天主动身体活动 6000 步。尽量减少久坐时间，每小时起来动一动，动则有益。

3. 多吃蔬菜、水果、奶类、全谷物　蔬菜、水果、全谷物、奶类和大豆及其制品是平衡膳食的重要组成部分，坚果是膳食的有益补充。蔬菜和水果是维生素、矿物质、膳食纤维和植物化学物的重要来源。奶类和大豆类富含钙、优质蛋白质和 B 族维生素，对降低慢性病的发病风险具有重要作用。提倡餐餐有蔬菜，推荐每天摄入 300～500 g，深色蔬菜应占1/2。天天吃水果，推荐每天摄入 200～350 g 的新鲜水果，果汁不能代替鲜果。吃各种奶制品，摄入量相当于每天液态奶 300 g。经常吃豆制品每天相当于大豆 25 g 以上，经常吃全谷物适量吃坚果。

4. 适量吃鱼、禽、蛋、瘦肉　鱼、禽、蛋和瘦肉可提供人体所需要的优质蛋白质，维生素 A、B 族维生素等，有些也含有较高的脂肪和胆固醇。动物性食物优选鱼和禽类，鱼和禽类脂肪含量相对较低，鱼类含有较多的不饱和脂肪酸；蛋类各种营养成分齐全；畜肉应选择瘦肉，瘦肉脂肪含量较低。过多食用烟熏和腌制肉类可增加癌症的发生风险，应当少吃。推荐每周吃水产类 280～525 g，畜禽肉 280～525 g，蛋类 280～350 g，平均每天摄入鱼、禽、蛋和瘦肉总量 120～200 g。

5. 少盐少油，控糖限酒 我国多数居民目前食盐、烹调油和脂肪摄入过多，这是高血压、肥胖和心脑血管疾病等慢性病发病率居高不下的重要因素。应当培养清淡饮食习惯，成人每天食盐不超过 6 g，每天烹调油 25 ~ 30 g。过多摄入添加糖可增加龋齿和超重发生的风险，推荐每天摄入糖不超过 50 g，最好控制在 25 g 以下。水在生命活动中发挥重要作用，应当足量饮水。建议成年人每天 7 ~ 8 杯（1500 ~ 1700 mL），提倡饮用白开水或茶水，不喝或少喝含糖饮料。儿童少年、孕妇、乳母不应饮酒，成人如饮酒，一天饮酒的乙醇量男性不超过 25 g，女性不超过 15 g。

6. 规律进餐，足量饮水 合理安排一日三餐，定时定量，不漏餐，每天吃早餐。规律进餐，饮食适度，不暴饮暴食，不偏食挑食，不过度节食。足量饮食，少量多次。在温和气候条件下，低身体活动水平成年男性每天喝水 1700 mL，成年女性每天喝水 1500 mL。推荐和白水或茶水，少喝或不喝含糖饮料，不用饮料代替白水。

7. 会烹会选，会看标签 在生命的各个阶段都应做好健康膳食规划。认识食物，选择新鲜的、营养素密度高的食物。学会阅读食品标签，合理选择与包装食品。学习烹饪，传承传统饮食，享受食物天然美味。在外就餐，不忘适量与平衡。

8. 公筷分餐，杜绝浪费 选择新鲜卫生的食物，不食用野生动物。食物制备生熟分开，熟食二次加热要热透。讲究卫生，从分餐公筷做起。珍惜食物，按需备餐，提倡分餐不浪费。

（二）《美国居民膳食指南（2020—2025 年）》主要建议

美国卫生与公众服务部、农业部联合发布了《2020—2025 年美国居民膳食指南》。主要内容如下：

1. 营养应从食物中获取 饮食的基本前提是营养应主要从食物中

获取，包括维生素和矿物质等。

2. 限制添加糖、饱和脂肪和钠含量较高的食物和饮料，限制酒精，糖的热量占比应低于10%。低于2岁儿童不吃糖。

3. 每天15% 食物可"放纵" 100% 的健康饮食不太可能，指南给了15% 可以放纵的空间，包括甜食、薯片、炸鸡等。

4. 不建议低碳水化合物饮食。

5. 喝水，而不是喝牛奶。

6. 少吃红肉和加工肉类。

7. 饮食应以植物性食物为主。

（三）"地中海饮食"主要建议

所谓"地中海饮食"，泛指希腊、西班牙、法国和意大利南部等处于地中海沿岸的南欧各国，以植物食品为基础，以大量蔬菜、水果、鱼类、五谷杂粮、豆类和橄榄油等为主的饮食风格。2020 年全球最佳饮食排名公布，地中海饮食被评为综合饮食榜单第一，而这已经是地中海饮食连续第三年位居全球最佳饮食榜榜首。

地中海饮食强调吃水果、蔬菜、全谷类、橄榄油、豆类、坚果和香料；每周吃几次鱼和海鲜；家禽、鸡蛋、酸奶和奶酪要适量，红肉和甜食要少吃，同时保持心情愉悦和身体活动。实际上，地中海饮食之所以健康，是因为此饮食方式坚持多蔬菜、多全谷杂粮、控制红肉和加工肉制品、适量蛋奶鱼类、少吃高度加工食品，能获得更好的营养供应。而之所以能连续多年位居最佳饮食榜榜首，原因在于地中海饮食富含各种营养成分，对健康具有明显的益处，已经多次得到广泛的研究证实。地中海饮食可以降低心血管疾病风险，帮助提高人的睡眠质量，更有延长寿命的益处。

（四）高原居民改善膳食质量、促进健康的建议

结合青藏高原部分民族的饮食结构，对照平衡膳食的原则，分别分析其优劣势，并给出部分高原居民改善膳食质量、促进健康的建议和意见。

1. 汉族膳食结构及膳食建议　汉族的膳食结构基本符合我国倡导的膳食模式，摄入的食物是以植物性食物为主、动物性食物为辅的，而且摄入的食物种类也较多。但是摄入的大多是白面制品。调查数据显示，与全麦比较，白面的营养素有一定量的损失。精加工后的白面，营养元素变少，膳食纤维变少，只存留了大量的淀粉，这些淀粉吃到人的身体里，绝大部分转化成了糖。全谷物和精炼谷物虽然均含有高比例的碳水化合物，但它们在体内起的作用并不同。全谷物含有植物谷粒的大部分营养元素，特别是微量营养元素，包括 B 族维生素、维生素 E 和多种人体必需的营养元素；精炼谷物则在磨制过程中把大部分微量营养素（如 B 族维生素）去掉了，仅剩下了淀粉。另一方面是消化吸收上的差异。白面、白米和其他精炼谷物会被迅速消化分解，产生葡萄糖并被吸收进入血液，导致血糖快速升高，而全谷物中较多的膳食纤维则会减缓这种波动，帮助控制胆固醇，保持消化道的正常动力。为了健康，我们的主食应该以全谷物为基础，不要太过追求精细的白米和精面粉，建议主食以全谷物为基础，讲究粗细搭配，从而保证合理营养。和牧区居民相比，汉族居民摄入的奶类可能较少，建议在日常膳食中应该少盐少油，控糖、限酒，多摄入奶类、豆类、蔬菜、水果以及坚果等食物。

2. 藏族和蒙古族的膳食结构及膳食建议　青藏高原处于高海拔严寒地区，交通相对不便且饮食单一，为了适应恶劣的自然环境，藏族和蒙古族等居民会摄入较多的粗粮、肉类，且饮酒、饮茶较多，蔬菜、水果摄入

量较低。藏族和蒙古族的饮食有很大的相似之处，饮食特点具有高能量、高脂肪、高蛋白的特点。有学者对青藏高原世居藏族与汉族居民的每日人均营养摄入量进行了调查，并将其饮食结构与引发脑出血的食源性疾病的发生概率进行对比分析，结果表明，青藏高原居民多发脑出血的相关疾病可能与其脂肪摄入量较高而纤维素摄入量不足有关。而且他们摄入的蛋白质以动物性蛋白质为主，植物性蛋白质摄入少。因此，藏族和蒙古族居民应多摄入豆类，大豆是一种优质的植物蛋白资源，除含糖较低外，其脂质、钙、磷、铁和维生素 B_1、维生素 B_2 等营养物质的含量均高于谷类和薯类食物，并具有降血脂、防癌、防骨质疏松、降血糖、降血压等作用，且大豆蛋白中富含必需氨基酸和膳食纤维，能有效预防糖尿病、冠心病。建议在日常膳食中还应多摄入蔬菜和水果，它们是维生素、矿物质、膳食纤维和植物化学物的重要来源。

3. 回族和撒拉族的膳食结构及膳食建议　回族和撒拉族的饮食特点基本一致，都以面食为主，吃牛羊肉较多。研究显示受宗教影响的回族饮食习俗、禁忌等有益于身心健康发展，并发现回族的健康观与国际健康四大基石的合理膳食、适量运动、戒烟限酒、心理平衡是基本一致的，回族居民日常食用坚果种类比较多，建议应该在日常膳食中减少食用油和钠盐的摄入量，多吃蔬菜、水果等物质。

（李润花　党占翠　彭　雯）

第五章

高原心理卫生防治

心理学概述

一、心理学的起源及基本概念

　　心理学一词来源于希腊文，意思是关于灵魂的科学。灵魂在希腊文中也有气体或呼吸的意思，因为古代人们认为生命依赖于呼吸，呼吸停止，生命就完结了。随着科学的发展，心理学的对象由灵魂改为心灵。早期的心理学研究属于哲学的范畴，称为哲学心理学。哲学心理学的研究可以追溯到中国、埃及、希腊和印度等古代文明。中国古代认为人的性情思想是由一定的器官承担的，并且其活动会在器官上反映出来，如"心之官则思"（《孟子》），"人精在脑""头者神之所居"（《春秋元命苞》）。"神形合一""形神相印"等思想在《黄帝内经》等涉及医学心理的著作中有很多阐述和应用。在古希腊语中，心理学由"灵魂"和"研究"所组成。柏拉图提出过二元并存的理念，有人认为亚里士多德《论灵魂》是西方最早的一部论述心理学思想的著作。经由长久的演变，心理学慢慢地产生多种不同的学科，包括了现代人所了解的心理学。近代的哲学心理学则有三大思想流派，包括理性主义、经验主义与浪漫主义。

　　心理学是一门研究人类心理现象及其影响下的精神功能和行为活动的科学，兼顾突出的理论性和应用性。心理学家从事基础研究的目的是描述、解释、预测和影响行为。应用心理学家还有第 5 个目的——提高人类生活的质量。这些目标构成了心理学事业的基础。心理学包括基础心理学与应用心理学两大领域，其研究涉及知觉、认知、情绪、思维、人格、行为习惯、人际关系、社会关系等许多领域，也与日常生活的许多领域——家庭、教育、健康、社会等发生关联。心理学一方面尝试用大脑运作来解释个人基本的行为与心理功能，同时心理学也尝试解释个人心理功能在社会行为与社会动力中的角色；同时它也与神经科学、医学、生物学等科学有关，因为这些科学所探讨的生理作用会影响个人的心智。

心理学的定义是行为与心理过程的科学研究以及生物体的生理、心理状态和外部环境对他们的影响。心理学分为 5 个子领域，即神经科学（Neuroscience）、发展心理学（Developmental Psychology）、认知心理学（Cognitive Psychology）、社会心理学（Society Psychology）、临床心理学（Clinical Psychology）。简单来说，神经科学通过观察人类大脑的反应来研究他们的心理；发展心理学是研究人类如何成长、发育和学习的一门学科；认知心理学是通过计算机方法来研究心理，即将心理比喻成计算机，看人类是如何游戏、辨别语言和物体辨认等；社会心理学则是研究人类的群体行为，怎样与他人交流；临床心理学主要研究心理健康和心理疾病。

现代心理学的历史应该从 1879 年德国人冯特在莱比锡建立心理学实验室算起，但是心理学研究可以追溯到古希腊的亚里士多德所著的《论灵魂》一书。所以，德国心理学家艾宾浩斯认为，心理学有一个漫长的过去，却只有一段短暂的历史。心理学是一门与自然科学和社会科学都有关系的边缘科学（也叫中间科学或交叉科学），它不仅仅是一门认识世界的科学，也是一门认识、预测和调节人的心理活动与行 为的科学，是研究人的心理现象发生、发展规律的科学。

二、个体心理学的主要内容

心理学的研究对象是人的心理现象，而人的心理现象通常分为两个方面：

1. 心理过程　心理过程是人的心理活动发生、发展的过程，包 括认识过程、情感过程和意志过程。

认识过程是人通过感觉、知觉、记 忆、思维和想象等形式反映客观事物的特征、联系或关系的过程。（另：认识过程是人接受、储存、加工和理解各种信息的过程，即人脑对客观事物的现象和本质的反映过程。）感觉是人脑对直接作用于感觉器官的客观事物的个别属性的反映。比如："我感到很冷！"，这就是感觉。知觉是人对事物的各种属性、各个部分以及他们之间关系的综合、整体的直接反映。比如："我感到天气很冷！"，这是知觉，因为这个感到的冷是天气的一个属性。记忆是经验的印留、保持和再作用的过程。比如："记得母亲的模样"。思维是人脑对客观事物本质属性与规律的概括、间接的反映。思维具有间接性、概括性以及必须要借助于语言来实现的特性。概括性包括两个方面：①一类事物的共同本质；②一类事物与另一类事物的关系。一切科学的概念、定理、规律、法则，都是思维概括的结果，都是人脑对客观事物的概括的反映。间接性指要借助：①媒介；②知识。思维的间接性，使人的认知能力突破了时空的限制，从具体的一事一物的认知的局限性中摆脱出来，因此人类的认知能力远远超过动物的认知能力，即拥有智慧。思维对客观事物的反映，总是借助语言进行的。语言是思维的外衣，没有语言就没有思维。思维是一种高级的心理活动，是人类所特有的。

情感过程是指人在认识事物过程中，对所认识的客观事物所持有态度的体验。比如人的喜、怒、哀、惧，人的道德感、理智感、美感等都是情感过程的具体表现。

意志过程是指人自觉地确立目的，根据目的调节和支配自己的行动，克服困难以实现预定目的的心理过程。意志是人的主观能动性的充分体现。

认识过程、情感过程与意志过程之间的关系并不是孤立的，而是一个统一的总体，他们相互联系、相互制约、相互渗透。

认识过程与情感过程之间的关系是：①认识过程是产生情感的基础。没有无缘无故的爱，也没有无缘无故的恨。②情感过程能反作用于认识过程，这种反作用既有积极的，也有消极的。

认识过程与意志过程的关系是：①认识过程是意志过程的前提。只有通过认识过程对事物规律有了了解，才能确定意志过程的目的，选择实现目的的途径、方式、方法等。②意志过程可以影响人的认识过程，使人在认识过程中更具有目的性和方向性。

意志过程和情感过程的关系是：①情感对意志有一定的影响。积极愉快的情感可以提高人活动的积极性，成为意志的动力。消极不愉快的情感会降低人活动的积极性，妨碍意志活动的进行。②意志可以调节人的情感。意志坚强的人可以控制消极的情感，而意志薄弱的人会被消极的情感所左右。

2. 个性心理特征　个性心理特征是心理过程在不同的人身上具体表现时所呈现出来的比较稳定的个体差异，包括能力、气质与性格。

能力是指直接影响活动效率、使活动得以顺利完成的个性心理特征。能力只有水平高低之分，并无好坏之分。气质是指在人的心理活动和行为中表现出的稳定的动力特征。气质只有急与慢、动与静、积极与消极的区分，没有好与坏之分。气质本身并不直接对个体的行为起推动作用，也不决定行为的发生和方向，只表现在心理活动与行为中，有外显的动力特点。性格是指表现在人对现实的态度和行为方式中的较为稳定而有核心意义的心理特征，即为人处世的态度和方式，有好坏之分，具有社会评价意义。人的能力、气质和性格是在人的生活实践中形成的，它们之间相互制约、相互影响、相互联系。

心理过程和个性心理特征是密切联系和互相影响的。个性心理特征是通过过程形成的，即心理过程作用于个性心理特征；个性心理特征一旦形成后，又会制约心理过程的进行和发展，即个性心理特征反作用于心理过程。

三、社会心理学的主要内容

社会心理学研究个体和群体在社会相互作用中的心理和行为发生及变化规律。社会心理学在个体水平和社会群体水平上对人际关系进行探讨。在个体水平上进行研究的内容有：个体社会化过程、交往、言语发展、伙伴、家庭和居住环境及学校对个人的影响等。在社会群体水平上进行研究的内容有：群体交往结构、群体规范、态度、种族偏见攻击行为、风俗习惯和文化等。社会心理学是心理学的一个主要分支。它所研究的是和社会有关的心理学问题。我们知道，所有的社会事情都有人的因素在里面，也就是都有心理的问题在里面。研究这些课题的心理学就是社会心理学。在当代心理科学中，认知心理学和社会心理学最为人们重视，社会心理学从个体与社会相互作用的角度出发，研究特定社会生活条件下个体心理活动发生发展及其变化的规律。社会心理学不仅强调社会与个体之间的相互作用，还重视关于社会情境的探讨，重视个体的内在心理因素。社会心理学的研究范围涉及个体社会心理和社会行为、社会交往心理和行为、群体心理，以及应用社会心理学等层面，即理论与方法、社会个体、态度与行为、社会影响和社会心理学的应用等领域。

社会心理学研究的主要内容随着时代的演变而有所不同。早期的社会心理学侧重于研究大型群体和群众的心理现象，如关于民族心理学的研究、关于群众心理的研究、群体极端化和个性消失的思想等。当前，从研究领域来看，社会心理学研究常常被分为三个领域，这三个领域涵盖了社会心理学研究的几乎所有问题。①个体过程：主要涉及与个体有关的心理与行为研究，到目前为止这个领域的研究主要包括成就行为与个体的工作绩效、态度以及态度改变、归因问题、个人知觉与自我意识、人格与社会发展以及应激和情绪问题。②人际过程：这个领域涵盖了人与人相互作用的所有领域，主要包括侵犯和助人行为、人际吸引与爱情、从众和服从、社会交换与社会影响、非语言的交流以及性别角色和性别差异。③团体过程：从宏观环境与团体的角度研究人类心理与行为问题，这个方面的研究主要包括跨文化的比较研究、拥挤与环境心理学、团体过程与组织行为、种族偏见与伦理问题以及健康心理学。

高原环境下常见的心理障碍

高原低氧、低压、干燥、寒冷、风速大、太阳辐射强和紫外线照射量多的自然环境特点不仅对人的生理造成影响，而且会引起感觉、记忆、思维判断、注意、情绪和人格等心理问题，导致心理功能下降甚至紊乱，进而影响到生理状态甚至加重高原反应及诱发高原相关身心疾病。人体对高原环境有一个适应的过程，一般需要 1～3 个月，而且与海拔有关。海拔 3000 m 以下能较快适应，3000～5000 m 部分人需要较长时间的适应，5500 m 以上就达到了一般人的适应临界高度，此时一般人体已很难通过机体代偿功能来补偿缺氧对机体的影响，人的体力和脑力活动均受到严重影响，甚至机体也会表现出各种神经心理功能障碍。因为随着海拔升高，空气中氧分压逐渐降低，吸入气氧分压下降，血液在肺内得不到充分氧合，血液中氧分压下降，血氧含量、血氧饱和度降低而出现严重的低氧血症，造成重度缺氧。在人体组织中，神经组织对内外环境的变化最为敏感。缺氧条件下，脑功能（尤其是学习、记忆、思维和情绪情感等高级脑功能）损害发生最早，损害程度也比较严重，暴露时间越长，损害越严重。

大脑神经组织对高原缺氧环境高度敏感，因此高原缺氧常常会影响人们的认知水平、情绪变化程度和心理运动能力等方面。以下为相关的研究成果。

一、高原缺氧对认知功能的影响

长期暴露高海拔的人群的认知功能会受到显著且持久的影响。主要表现在感知觉降低，记忆力降低、思维能力降低、注意力降低。

1. 高原缺氧对感知觉的影响　高原缺氧对人体感觉功能的影响出现较早，以视觉对缺氧最为敏感。急性高原缺氧时，以柱状细胞为感受器的夜间视力受影响最为严重，一般从 1200 m 起即开始出现障碍，平均每升高 600 m 夜间视力下降约 5%。在 4300 m 以上高度，夜间视力会出现明显受损，并且这种损害并不因机体代偿反应或降低高度而有所改善。当躯体症状、情绪及操作能力有所恢复时，视觉损害仍持续存在。而以锥状细胞为感受器的昼间视力耐受力较强，平均从 5500 m 开始逐渐出现受损。

缺氧时视网膜中心凹区域的辨别阈在视野背景照明度较低的情况下，受影响最大，而当照明度较强时，则几乎不受影响。在低照明度下，缺氧对几何形象分辨能力影响很大，而照明度增强后影响减小。中度缺氧可使视野缩小，在 6000 m 时视野明显缩小，周边视力丧失，盲点扩大，缺氧进一步加重则可引起全盲。大约在 5000 m，多数人眼肌协调能力已开始出现障碍，近点远移，看不清近物；低压氧舱检测显示，在 5500 m 高度阅读时眼外肌运动的协调运动功能出现明显障碍，阅读一行字的时间延长，同时眼球固定对准目标的动作也不准确。

空间视觉对缺氧也较敏感，海拔 3000 m 高度部分受试者可出现轻度障碍，5000 m 时多数人出现障碍，7000 m 时全部受试者均发生明显障碍。缺氧对视敏度和颜色辨别力在 3000 m 以上的高度时开始降低，视觉反应时延长，视敏度下降，暗适应时间延长。低压氧舱模拟高原环境，随着海拔逐渐增高，颜色辨别力会出现下降，对红色、蓝色及绿色等不同颜色进行 辨别显示，红色和蓝色的辨别易发生障碍。

听觉功能随着海拔的增加也会受到影响，大约在 5000 m，高频范围的听力下降，5000 ~ 6000 m 及以上，中频及低频范围的听力（包括语言感受范围）则出现显著减退。听觉定向力在缺氧有明显主观症状以前就已受到明显影响，这可能是高原缺氧条件下发生事故的重要原因之一。触觉和痛觉在严重缺氧时也会逐渐变得迟钝，痛觉阈在 5600 m 以上高度时明显降低。在极端高度，机体可出现错觉和幻觉。登山运动员在不同海拔均有幻觉体验，幻觉表现形式主要是躯体幻觉、听幻觉和视幻觉等，一般均为假性幻觉。大约在 6000 m 的高度时，大多数人会出现幻觉。

2. 高原缺氧对记忆的影响　记忆对缺氧较敏感，1800 ~ 2400 m 高度，记忆力即开始受影响。大约 5400 m 时，记忆薄弱，已不能同时记住两件事。随着海拔的升高、缺氧程度的加重，记忆表现为不断下降直至完全丧失。缺氧对记忆造成的损害可能与海马胆碱能系统功能变化有关。缺氧主要影响短时记忆，一般不影响长时记忆，这可能与短时记忆与特定形式的脑电活动有关。

3. 高原缺氧对思维的影响　急性高原缺氧严重影响人的思维能力。1500 m 高度时思维能力即开始受到影响，表现为新近学会的复杂智力活动能力受到影响；3000 m 高度时思维能力全面下降，尤以判断力下降明显，但对已熟练掌握的任务仍能完成；4000 m 高度时书写字迹拙劣、造句生硬、语法错误，然而却认定自己没有错，错的是别人；5000 m 高度时，思维受损已达明显程度，判断力尤为拙劣，做错了事，也不会察觉，反而觉得好，不知道危险；6000 m 高度时，意识虽然存在，但机体实际上已处于失能状态，判断常常出现明显错误，可自己却毫不在意；7000 m 高度时，由于肺泡气氧分压在数分钟内降至临界水平，相当一部分人可在无明显症状的情况下突然丧失意识，但少数人仍可坚持一段时间。严重缺氧常产生不合理的固定观念，表现为主观性增强，说话重复，书写字间距扩大，笔画不整齐、重复混乱等现象。正常理解、判断力也遭到破坏，丧失对现实的认识和判断能力。缺氧对思维能力影响的危险性在于，主观感觉和客观损害相矛盾。缺氧已经引起个体思维能力损坏，但却往往意识不到，做错了事，也不会察觉，还自以为思维和工作能力"正常"。

4. 高原缺氧对注意力的影响　急性高原缺氧时注意能力明显减退。大约 5000 m 高度，注意的转移和分配能力明显减弱，注意难以从一项活动很快转向另一项活动，往往不能同时做几件事情。随着海拔的上升，缺氧程度加重，注意的范围变得越来越狭窄，往往只能看到前方的事物，而对左右两侧的东西却看不到，注意不到方向，注意难以集中，不能像平时那样集中精力专心做好一项工作。6000 m 高度时，注意已明显受损，注意的损害程度与任务难度以及人员在高原停留的时间都有关系，停留时间越长，注意损害越重，而且这种损害在人员回到海平面后仍会持续存在一段时间。

二、高原缺氧对情绪情感的影响

情绪情感状态和唤醒水平对人的身心健康和活动效率有重要影响。

人的情绪情感由边缘系统产生，受大脑皮质调控。高原缺氧对中枢的影响在越高级的部位影响出现越早，所以缺氧时首先麻痹皮质功能，使情绪情感失去皮质的正常调节，从而发生程度不同的情绪紊乱，直至情感障碍。大约自 4000 m 高度起，就会出现明显的情绪方面的改变。其表现特点、严重程度除与缺氧程度、暴露时间有关外，还与个体的情绪反应类型有关系。在低压氧舱实验中，有的被试者表现为活动过多、喜悦愉快、好说俏皮话、好作手势、爱开玩笑等；有的被试者则表现为嗜睡、反应迟钝、对周围事物不关心、头晕、疲乏、精神不振和情感淡漠等；还有的被试者表现为敏感、易激惹、敌意、争吵等，严重者有欣快感的表现，如饮酒初醉状态。随海拔升高，这种情绪失控现象将会逐渐严重，在 6000 m以上高度停留时，有些被试者会出现突然的、不可控制的情绪暴发，如忽而大笑、忽而大怒、争吵，有时又突然悲伤流泪，情感的两极性表现非常明显。

三、高原缺氧对心理运动能力的影响

高原缺氧对心理运动能力的影响随海拔的升高而加深。平时已熟练掌握的精细技术动作，在 3500 m 高度时即开始受到影响，出现动作笨拙甚至出现手指颤抖及前后摆动，常常须加倍小心才能做好平日已熟练的技术操作，精细运动的协调功能已受影响。心理运动绩效在 3600 m 时出现反应时间明显延长，运动绩效下降，且随高度增加，运动协调功能障碍也进一步加剧，出现运动迟缓、震颤、抽搐和痉挛等表现。这些表现可能是缺氧致使高级部位的神经结构麻痹，低级部位脱离其控制，出现病理性兴奋增强所致。高原缺氧下，认知功能的改变及情绪情感的变化都是在不知不觉中发生的，不易被觉察，因而具有一定危险性。心理运动能力的损害与急性高原病的症状发生并不同步，存在一定分离。一般在急性高原病的症状出现之前，心理运动能力已受到损害。高原环境下，除了缺氧影响人的心理功能外，其他高原环境特点如低温、气候干燥、风速大、太阳辐射线和紫外线照射量增多等也会对人的心理功能造成一定影响。但在所有因素中，缺氧对心理功能的影响最为明显。

四、高原低氧环境与高原人群心理障碍产生的关系

结合上述研究成果和认知模型心理学的观点，高原环境人群常见的心理障碍包括感知觉障碍、思维障碍、情感障碍和人格障碍。

值得注意的是，高原低氧环境并非是心理障碍产生的决定性条件。大多数情况下其作为一个诱发因素而使得原本未显现的心理障碍得以显现，或加重已经存在的心理障碍程度。这一点在低海拔人群进入高海拔地区时有显著体现。

本部分讨论仅依据上述高原缺氧环境对人体相关功能影响而产生相关的心理学问题。

1. 感知觉障碍　根据上述研究成果发现，常驻平原地区的人群急进高原缺氧环境后，往往会表现出感知觉的显著变化。比如：感觉减退或过敏、错觉、幻觉、记忆力减退、健忘症、错构、虚构等。部分人群会出现抽象概括障碍、思维动力性障碍、思维动机障碍和妄想等思维障碍的出现。此类感知觉障碍在平原急进高原人群中是普遍、客观存在的。在无法及时脱离高原低氧环境情况下和高原环境习服过程较长时，感知觉障碍会进一步发展成焦虑。工作和生活中自己的表现与自身期望之间的鸿沟长期无法跨越时，会进一步导致焦虑的发生。

2. 焦虑障碍　焦虑障碍通常被分类在情感障碍之中。人在一定的生活情形下会体会到焦虑或恐惧。若焦虑干扰了有效地处理日常生活的能力或使人们失去了享受生活的乐趣而感到痛苦时，焦虑障碍就出现了，焦虑是一种主观表现。焦虑在当下社会人群也普遍存在，包括高原世居人群。

急进高原人群的工作、学习、注意力和运动能力较在平原时表现显著降低。这使得人对自己表现与自己或他人期望之间有很大差距，长期会引起自身焦虑。若伴随一定程度的高原反应，例如头痛、食欲降低和失眠

等症状，自身焦虑会进一步加重。焦虑障碍通常分为广泛性焦虑、惊恐障碍、恐怖症、强迫症和创伤后应激障碍。其中，广泛性焦虑、社交焦虑和强迫症最为常见。

1）广泛性焦虑：焦虑不是客观情况，焦虑的诊断的依据都是基于问卷调查的自我报告。焦虑源自恐惧或担忧，担忧和恐惧的本质是对危险的记忆，大脑不断输出危险记忆，迫使焦虑患者持续生活在恐惧当中。焦虑的形成过程是患者往往在事情发生之前做了深度的预期加工。用当下流行的网络语言就是事情未做之前，就在内心为自己过度地"加戏"。

患者在至少 6 个月的日子里感到焦虑或担心，但却不是由于受到特定的危险所威胁，通常集中于一个特定的生活环境。患者表现出至少三项的症状，例如肌肉紧张、容易疲倦、坐立不安、思想难以集中、易激惹或睡眠障碍。广泛性焦虑会造成认知功能的缺损，因为患者的"担心"不能被控制或搁置一旁。由于患者的注意焦点在焦虑的来源，不能够充分专注于他的社会和工作责任。这些困难又被与这种障碍相关的身体症状所加重，使情况更加复杂。广泛性焦虑主要来自对生活环境的不适应、不确定和不可控引起的主观上的痛苦。例如初到高原缺氧环境的人群，受到自然环境、当地风俗习惯、社会服务功能不完善、人际沟通协调不畅和生活物资多样性减少等多方面的限制，引起"莫名"的焦虑。若在高原环境下工作能力较在平原工作能力显著降低，从而引起对自己的表现与自己的预期有差距，且短时间无法弥补，也会引起焦虑。此外，部分患者的高原反应较为明显时，对工作和任务不能及时完成，这种拖延也是引起焦虑的原因之一，拖延症本质上是心理疾病，并非懒惰。焦虑程度与所面对的任务难度匹配，任务越难，拖延越严重，焦虑也越严重。

2）社交焦虑：社交焦虑指个人对可被他人观察到的公众场合，预先感到的一种持久的、非理性的"恐惧"和"担忧"。社交焦虑的人总是无谓地害怕别人对自己的评判，担忧别人对自己的评判很苛刻。社交焦虑的核心仍旧是"恐惧"，恐惧别人能看到自己内在的尴尬、不足和缺陷。比如，害怕自己的外表、形象不佳，害怕自己不够幽默、害怕自己的社交技巧很笨拙、很无趣。虽然社交焦虑患者会意识到这种"恐惧"和"担心"是多余的、没有理由的，但还是被"恐惧"和"担忧"控制而要躲避那些可能有公众监视的场合。

事实上，"别人的评判"往往 90% 以上是不存在的，社交焦虑患者大脑中的"别人评判"是自己大脑中的"内在评判"，并把这个"内在评判"强加于外人。"内在评判"期望自己做到最好，事事完美，而"内在评判"又会低估自己的优势，从而削弱了自信和勇气，让自己感到挣扎、充满压力和缺乏安全感。严重焦虑可催发抑郁症等其他障碍的发生。社交焦虑患者往往会自我封闭。

3. 强迫症　强迫症的基本特征是有严重的、周期性的强迫观念和强迫行为。强迫观念是指表现为闯入性的和不合适的，持续不断的观念、想法、冲动或者想象，能引起患者明显的焦虑和痛苦。强迫行为是指为了防止或减少焦虑或痛苦的重复性行为或心理行为，也被称作强迫仪式。强迫症的症状包括患者自己自身的思考、感受和行为，是非常痛苦、徒劳而又很难自己克服的一组强迫行为习惯的集合。强迫症状在高原缺氧地区引起感知觉功能明显下降的时期会明显加重。

强迫症的一组行为习惯是思考出各种奇怪的想法或是做出某种行为来保护自己或他人，或是仅仅为了减少这种痛苦。这些习惯被称为仪式性的行为，多数情况下，随着强迫症的发展，仪式行为会越来越多，试图消除越来越多自身的焦虑。而且，花费在这些仪式上的时间和精力也会增加。强迫症的另一个常见的特征是重复动作，比如洗手、检查、分类排序或超出实际需要地对物体的整理和布置。

　　强迫症的类型很多，比如，清洗和清洁（会把精力集中在担心自己被污染或是因为某些物品或环境污染了别人，因此清洁的时间很长或者频次很高）、反复检查（会过度重复地检查潜在的不利情况来试图阻止糟糕的事情发生，检查时间过长或频次很高）、重复行为（来消除或是缓解头脑中某些可怕的想法）、排序分类（特别注意按一定的方式安排周围的食物，伴随着重复行为，认为通过排序分类可以阻止灾祸的发生）、囤积（经常会囤积大量废旧物品，认为这些物品很重要，扔掉的话会觉得很痛苦）、精神仪式（数数、重复特定词语、短语、数字或特别的祈祷）。

　　强迫症患者通常会通过精神对抗、逃避和仪式化对抗强迫观念和强迫行为带给自己的痛苦。但是这三种行为的结果是强迫症状会更多且更严重。

　　强迫症往往与过分担心、抑郁、焦虑、恐惧和回避伴随发生。强迫症通常应用 MCP- 牛津强迫症量表中 7 项常见的强迫观念和强迫行为进行评估诊断。

　　强迫症形成的原因目前尚不明确。

　　4. 抑郁症　抑郁是一种普遍而常见的情绪体验，任何人都会因一些琐事而情绪低落或感到悲伤、痛苦。若这种心境状态逐渐加重、持续时间长，影响到了正常的家庭和工作中的表现时，抑郁才被认为是一种疾病。抑郁症类型包括忧郁型抑郁、非忧郁型抑郁、精神病性抑郁和非典型抑郁。也有人将抑郁症分为单项抑郁和双相障碍两种亚型。需要注意的是长期且逐渐加重的焦虑障碍往往会发展成抑郁症。

　　（1）忧郁型抑郁：是生物性抑郁的典型形式。其基本特征就是精神运动紊乱，通常表现为缓慢或不安的身体活动，思维活动减慢，反应迟钝的心境状态。物理性治疗（抗抑郁药物）方法效果较好，心理咨询或精神治疗的效果不佳。

（2）非忧郁型抑郁：其病因是社会心理因素，通常和一个人生活中的压力性时间有关，也与个人人格、性格有密切关系。这类抑郁症是最为普遍的，但自愈率较高。当引起抑郁的压力事件消失，抑郁症状也会减轻。这类患者的情绪基本可以保持一定活力。若患者的人格特征与非忧郁型抑郁关联度高时，认知疗法效果好；若与压力事件有关，心理咨询效果较好。

（3）精神病性抑郁：此类病症很少见，其基本特征是比上述两类型表现出更严重的抑郁心境，精神运动紊乱也更加严重，同时表现出一些精神病性症状及强烈的负罪感。此类症状自愈率很低。通常药物治疗效果较好。

（4）非典型抑郁：其基本特征是食欲有可能增加且嗜睡，浑身乏力，往往在人际交往中过于敏感。情绪基本可保持一定的活力。

（5）双相障碍：其特征是心境来回震荡的精神状态。双相障碍最严重的形式通常被称作躁郁症。患者通常会经历一段相对更长的心境高涨状态，也更可能表现出一些精神病性症状。一般可以保持正常的生活与工作。

抑郁症形成的原因包括遗传因素、生物性因素、大脑老化、性别、压力和人格等。其中生物性因素主要涉及体内神经体质5-羟色胺、去甲肾上腺素和多巴胺的水平较低，这三种神经递质对心境有着非常重要的影响；大脑老化，是大脑整体功能开始退化，神经递质水平处于低水平；女性更容易将压力内化，且青春期和更年期激素水平的剧烈波动都使得女性更易患抑郁症；不同个体承受压力的程度不同，长期存在压力会增加抑郁症发生的概率，生活中能够对自尊、自信造成重大损害的压力事件容易引起抑郁心境；人格中，高度焦虑、羞怯、低水平的自我价值感和对人际关系高度敏感的个体更易患抑郁症。

高原环境下常见心理障碍的防治与心理健康防护

本章第二节内容主要关注了由平原地区初到高原地区的人群常见心理障碍，本节讨论的心理障碍的防护不仅适用于上述人群也适用于高原地区、平原地区世居人群的心理障碍的治疗和防护。

一、感知觉障碍的防治

感知觉障碍的防治中，可采取吸氧、对缺氧环境的习服及药物辅助治疗。

1. 吸氧　抗低缺氧环境给躯体和心理造成的不利影响的最好办法是吸氧。初次进入高原的人员配备简易的便携式供氧装置，可有效降低缺氧所带来的心身反应。微环境氧浓度每提高 1%（如从 21% 提高到 22%），相当于海拔降低 300 m。也就是说，如果 4500 m 微环境有 26% 的氧浓度，那么就相当于海拔降至 3000 m。提高微环境的氧浓度还可有效改善高原缺氧所致的睡眠不良、认知功能下降和活动效率降低，将缺氧的风险降至最低。

2. 对缺氧环境的习服　通过机体对缺氧环境的习服来逐步适应低氧环境可有效减轻低氧对机体心理的影响。许多高原心理反应的发生与我们对适应高原环境采取的不当措施有关。因此，首次进入高原环境时，要有计划的、间歇性暴露不同高度，使得机体有足够的时间对环境变化进行代偿，并使由于缺氧所引起的症状得以减轻和消退。初入高原人员缓慢行进至海拔 3000 m，以后每次上升的高度小于 500 m，并且中间要间歇 1 ~ 2 天，以便机体有一个缓冲适应时间。此外，提倡"高爬低睡"这种穿梭往复、渐进上升的行进方式，也能使机体有效地适应缺氧环境。另外，在地面低压氧舱模拟高原低氧环境，对要进入高原的人员进行适应性训练，也能对抗缺氧对机体的影响。

若高原反应较为明显且持续时间较长，吸氧或药物辅助治疗效果不佳者，及时脱离高原缺氧的环境为好。

二、焦虑的防治

相当部分患者面对焦虑的处理手段是"逃避"，"逃避"可短暂地让自身感到舒服和自在，患者往往把这种"逃避"当作有效的安全行为，但事实却相反，"逃避"恰好让焦虑"完美"持续地发展。

大部分焦虑患者不需药物治疗，可通过自身努力治愈。常见的自我对抗焦虑的有效方法包括运动和直面焦虑源。

1. 运动 运动可以分散人们的注意力，缓解肌肉紧张，增加大脑资源，心情愉悦，心态积极以及提高自我恢复能力。在高原缺氧地区的运动不可过于剧烈，可根据自身的具体情况为自己制订一份运动计划。该计划遵循两个原则，第一简单易行，这样有利于养成持之以恒的运动习惯。第二循序渐进，例如，可由散步、快走过渡到慢跑；逐渐增加仰卧起坐、俯卧撑、引体向上的数量。或者由 10 min 开始，以 5 min 为单位逐渐增加运动时间。研究显示运动对抑郁症、创伤后应激障碍、多动症、惊恐、社交焦虑都有改善作用。运动还被用来帮助人们戒烟、改善睡眠、提高活力、提高认知功能。运动可使焦虑症状发生率减少50%以上。还有非常重要的一点就是，一定要找一个自己喜欢并且长期坚持的运动。

2. 直面焦虑源 具体办法是拿一张纸和一支笔，首先，罗列出让自己感到焦虑的具体事件；其次，让你焦虑的每件事情下面提出问题并给出假设答案：① 这件事情发生的可能性有多大？② 最坏的结果是什么？③ 影响了自己什么，影响有多大？④ 自己怎么应对？其次，闭上眼睛，内观自己焦虑的想法，不对焦虑想法做评判；然后，将事件从易到难排序，勇敢行动（勇敢是感到恐惧还是去做，随着一件件容易事情的解决，信心就重新归来）；最后，按照上述的方法重复去做，焦虑程度会越来越低。

下面引用三幅图片来解释说明不同方法对待焦虑产生的不同结果。

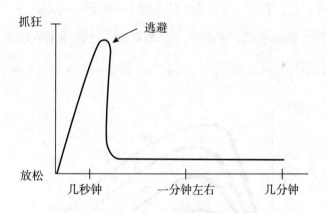

图 5-1 选择逃避恐惧时焦虑程度的变化

图 5-1 说明社交焦虑患者面对恐惧（曲线下的面积）采取逃避行为后，焦虑瞬间消失，留给患者的感觉是解脱，当患者重新遇到让其焦虑的事情后，同样焦虑感一直会存在，并不会消失。相反，对焦虑的发展和维持起到了推动作用。

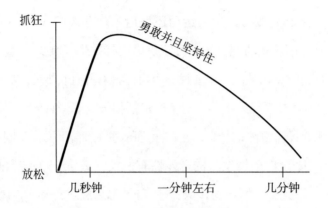

图 5-2　选择直面恐惧时焦虑程度的变化

图 5-2 说明，如果社交焦虑患者勇敢面对恐惧（曲线下的面积）时，焦虑程度是逐渐下降的，而且这种焦虑程度变化在几分钟内下降到正常水平。只需要直面恐惧几分钟，焦虑就会在这几分钟内逐渐消失。但这就足够了吗？并没有，若这种直面恐惧的次数不够的话，再遇到另一个让其恐惧的场面时，焦虑程度依然会很高，患者有可能继续采取逃避恐惧的行为。如何解决呢？重复做！

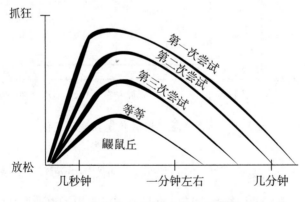

图 5-3　重复直面恐惧时焦虑程度的变化

图 5-3 显示，第一次勇敢面对恐惧（曲线下的面积）时，焦虑程度会

在几分钟内逐渐降低，当患者勇敢持续面对恐惧时，焦虑程度会在更短的时间逐渐降低，而且每次焦虑程度的峰值也在下降。多次直接面对恐惧后，恐惧（鼹鼠丘——曲线下面积）变得越来越小，焦虑程度也越来越小，最终达到普通人群的平均水平。而自己的自信就变得越来越强。

焦虑症的防治原则：每天坚持做自己喜欢的适量的运动，罗列引起自己恐惧的因素，直面恐惧，重复直面恐惧，个人信心得以重建，最终达到自愈的目的。

三、强迫症的防治

强迫症的有效预防方法之一与焦虑相同，养成运动的好习惯，运动可以分散注意力，且增加愉悦感。

目前强迫症的治疗方法主要有药物疗法和暴露疗法两种。

1. 药物疗法　在医师指导下服用一些血清素吸收抑制剂类的抗抑郁药物，对减轻强迫性痛苦有效。但也有一半人的药物治疗并未见效果。此外，药物治疗的特点是用时短、见效快，但难以预测的药物副作用也较为明显。

2. 暴露疗法（"以毒攻毒"）　是一种认知行为疗法，是确定有效的强迫症治疗的疗法。该方法是基于以学习为基础的治疗方法，旨在削弱某些思维习惯、感觉习惯和行为习惯。简单来说，让患者故意长期、反复面对那些引起自身强迫观念、痛苦和促使仪式化（强迫行为）的场景，直到自发的强迫症状逐渐减少。可见，暴露疗法由暴露和仪式化两部分组成，即暴露练习和仪式阻止。首先要依赖医师或者家人，甄别出困扰患者的强迫症的具体范围，即属于清洗和清洁中的哪一类，检查/重复中的哪一类，排序分类中的哪一类，囤积物品中的哪一类等，并列出清单。根据清单实施暴露治疗。暴露治疗的暴露练习和仪式阻止可分别进行，也可交叉进行。

暴露练习，即让患者循序渐进地面对一些可以引发强迫症的事情。比如说清洗和清洁强迫的治疗，即让患者较长时间（1 h）待在凌乱、不卫生的地方，允许患者去整理或打扫行为。每天进行一次，直到看到凌乱、不卫生的地方时不会有明显的痛苦和打扫卫生的冲动。

仪式阻止，从进入治疗第一天开始，自己完全停止所有仪式，要立即停止仪式化的行为。比如，处在凌乱不堪的环境 1 h 内，不允许打扫卫生或者清洗等行为，直至 1 h 结束。并且每天进行治疗至少一次。

暴露治疗的缺点在于要付出时间和精力，且要求患者能够忍受暴露的时候不去做那些仪式性动作所带来的痛苦。另外需要医师或家人的有力支持。但暴露疗法的效果明显，持久。患者在暴露治疗中所体验的痛苦是检验其做的暴露练习是否有效的一个重要标准，即首次接受暴露疗法的时候痛苦程度较高，那么说明暴露疗法就会更有效。不建议药物与暴露疗法配合治疗。

四、抑郁症的防治

战胜了抑郁症的澳大利亚人格雷姆·考恩，根据自己在对抗抑郁症 22 年而得以治愈的亲身经历总结，凝练出有效的抑郁症治疗方案。他把这个方案称作 CARE，具体内容读者可以阅读他的著作《我战胜了抑郁症：九个抑郁症患者真实感人的自愈故事》。

在 CARE 方案中，C（compassion）：同情与情感支持，A（accessing）：接触精神健康领域的优秀专家，R（revitalizing）：带来新生的工作，E（excercising）：日常锻炼。

在执行此方案前，在格雷姆·考恩自己制定了一个"心境量表"，可对心境进行评估，详见图5.4。

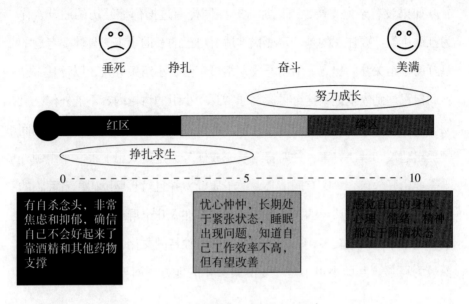

图 5.4　格雷姆·考恩心境量表

这个量表中，在临界点5分处，通常能记得先前的健康状态，分值越低，健康的感觉越模糊。越靠近红区情况越糟糕，越靠近绿区情况越佳。经过心境评分后，可建立CARE治疗方案。

1. 同情与情感支持　患者通常认为自己很理性，实际是思维分裂严重，因此患者在沉默中忍受折磨是没有好处的。通常旁观者，比如家人、朋友或互助小组的成员更能客观地看到患者的心境变化。而这些人恰恰能提供强有力的情感支持。抑郁症患者往往因有羞耻感，更容易将自己孤立和封闭。必须清楚的一点是患者的父母、爱人、孩子是最希望能够提供帮助的人。患者面对亲人要承认自己适应不良，以散步聊天的方式实事求是、坦诚相告。可以描述抑郁发作时的内心感受、症状以及自己尝试去解决这一问题付出的努力，越具体越好。承认自己的努力不能够解决问题，明确表达需要亲人们的帮助。还可以建议亲人们去了解一些关于抑郁症的相关知识，也可以要求亲人鼓励自己定期出去散步。

如果没有亲人支持，可以加入一些同样有过抑郁症经历的朋友，作为互助小组。要注意的是一定要找到适合自己的互助小组。具体要考虑的是互助小组关注的焦点，活动方式，组员年龄、小组领导人，以及是否能帮助自己达到恢复健康这个目标。通常互助小组的讨论内容不能外传，且明确互助小组的文化是否与自己合拍。活动方式是否能够对组员求助的问题提出建议和解决方案，并监督组员完成任务，定期做出汇报。小组领导人需要由开放包容、富有同情心、敢于质疑，并且对心境障碍患者面临的各种困难有透彻的认识的人来担任。可先多加入几个群或朋友圈，再去筛选。通常来说人数较多，成立时间长，形成独特的文化，气氛活跃的朋友圈较为可靠。互助小组不是"爱的聚会"的地方，而要以恢复健康为目标的。

2. 接触精神健康领域的优秀专家　通过你选定的朋友圈的成员，有可能接触到优秀的精神健康专家，比如心理学家、精神科医生等。在与精神健康专家建立可信赖的关系前也可以从亲人、朋友或其他医疗工作者那里征询意见，再结合自己与这位专家的谈话，基本可以对这位精神健康专家有一个深度了解。

3. 带来新生的工作　所谓"带来新生的工作"，就是能够利用你的内在力量为他人服务的工作。这并不是要求处于严重抑郁状态的自己去努力发现自己的职业使命，这就大错特错了。真正的目的是从事一份能够帮助自己提升自尊和自信的工作。比如可以作为一名志愿者加入社会公益项目中，这样就能让自己走出去与他人交流互动，不再每天无所事事，并且自己的自信会得到大幅提升。此外这项工作最好是在一个组织中的，能够给你清晰的目标感，而且这个目标必须和自己的价值观一致。如果自己对这个组织的目标有信仰，那么这份工作会让自己充满活力。

4. 日常锻炼　日常锻炼对预防和治疗焦虑、强迫症、抑郁均有着极为重大的意义。锻炼可以防止衰老，尤其是防止大脑老化，提高认知能力，大幅度提升神经递质 5- 羟色胺、去甲肾上腺素和多巴胺的水平，从而减轻压力感和焦虑，能够让注意力更为集中，并且可以抵御体内激素水平的大幅度波动，提高活力。

日常锻炼中，最为关键的是要选择自己喜欢并且会长时间坚持的活动，比如散步、慢跑、游泳、瑜伽、太极拳以及重量训练等。通常处于抑郁状态的人不想进行锻炼，但必须要与这个思想做斗争，这是迈出治疗的关键的一步。此外，可以给自己设立一个适度可行的目标，可以从每天坚持锻炼 15 min 开始，然后再逐渐增加活动量。最后，将锻炼习惯化。比如头天晚上将运动衣放在床头，或者佩戴一个计步器，每天晚上看看走了多少步，然后每周把步数提高 10%，或者和朋友约好进行定期散步，或者安装手机软件来监测自己每日运动量及消耗的热量等。

最后，按照 CARE 方案，以一周为时间单位制定计划，具体安排好每一天要做的事情，并且设立适度可行的目标，在达到目标时庆祝自己的进步（即便是在家中小白板上贴一朵小红花也是非常有效的），在计划内安排一些自己喜欢的休闲娱乐活动，如听音乐、做美食、拍照、野炊、划船、读书等。

五、宗教信仰有益于高原居民心理健康

青藏高原原住居民藏民族是中国 56 个民族之一。藏民族有着悠久的历史及璀璨的文化。藏民族生活方式独特，有自己的语言和文字，也有自己独特而丰富的文化。大多数藏民族群众以半农半牧或纯牧业为主要生产

方式，藏民族长期生活在这一环境下培养出吃苦耐劳和勇于奋斗的人文精神，在长期生产斗争和生活实践以及适应高原自然环境的过程中形成了相对稳定的物质生产生活方式、行为规范、社会组织、生活习惯、语言和思维方式及价值观念等。

在民族群体的形成与建构过程中，宗教发挥了主要的作用。宗教是人类社会独有的文化现象，是不同人群社会特征和文化传统的重要组成部分，而民族是它的载体。在现实中，宗教是区分民族异同的重要因素之一，由于宗教所具有的独特感召力、凝聚力，宗教往往对其信奉者在社会认同中发挥出内部凝聚的作用。宗教信念是强烈的感情、忠诚和行动的承诺。在民族群体的建构中，信仰共同的宗教往往是民族内部成员增强认同意识的重要纽带，相同的宗教信仰往往能拉近民族内部的心理距离，增强民族的群体归属感，不同来源的人们常常会因信仰某一共同的宗教而重构为新的民族共同体，可以说，在特定的社会历史条件下，宗教既是区分民族之间的重要标识，也是维系民族认同的重要纽带。宗教心理学导论中提到，内在去向的宗教可以缓解压力，有益于心理健康。从心理学的角度来说，宗教带来的主观上的好处可能会增加人的心理健康。

佛教在帮助人们面对人生苦难和现实生命的有限性时，给人提供了一种精神上的内在平衡以及超越有限达到无限的心理满足。而这种心理调整和满足的功能恰恰也正是包括佛教在内的世界性宗教之所以不断传播发展、拥有众多信徒的一个重要原因。藏传佛教作为应对环境变化的一种有效的防御机制，对于在常态生活中和经历大的灾难的情绪疏导、压力缓解都有积极作用。藏传佛教已经深深地融入藏族社会生活的各个方面，影响着藏族的生产、生活、思维方式及价值观。可以说作为文化，藏传佛教是藏族传统文化的精髓；作为精神遗产，藏传佛教是藏民族心理的核心，对于培育出崇尚自然、宽厚、达观与剽悍兼具的民族性格，发挥了积极的作用。

六、急进高原人群的心理功能调整及防护

高原特殊环境特点对机体生理心理健康和活动效率产生明显影响。人们进入高原环境，一定要防止两种倾向：一是心理畏惧，就是过分紧张的恐惧心理，恐惧和心理紧张都会引发或加重高原反应；二是抱着无所谓的态度，麻痹大意，毫无任何准备。研究发现，高原病有易感人群，若是易感者进入高原后，可发生严重的高原反应甚至患急性高原病，危及生命。因此，调整好进入高原环境的人员心理状态和采取必要的措施，对于预防和对抗高原缺氧有着极其重要的意义。

1. 吸氧　高原环境大气压降低导致的氧分压下降，是高原环境影响心理功能的最主要因素。因此，如何降低缺氧环境给躯体和心理造成的不利影响是高原环境下心理功能防护的重点。对抗缺氧的最好办法是吸氧。

初次进入高原的人员配备简易的便携式供氧装置，可有效降低缺氧所带来的心身反应。微环境氧浓度每提高 1%（如从 21% 提高到 22%），相当于降低海拔 300 m。也就是说，如果 4500 m 微环境有 26% 的氧浓度，那么就相当于海拔降至 3000 m。提高微环境的氧浓度还可有效改善高原缺氧所致的睡眠不良、认知功能下降和活动效率降低，将缺氧的风险降至最低。

2. 对缺氧环境的习服　通过机体对缺氧环境的习服来逐步适应低氧环境可有效减轻低氧对机体心理的影响。许多高原心理反应的发生与我们对适应高原环境采取的不当措施有关。因此，首次进入高原环境时，要有计划、间歇性暴露不同高度，使得机体有足够的时间对环境变化进行代偿，并使由缺氧所引起的症状得以减轻和消退。初入高原人员缓慢行进

至海拔 3000 m，以后每次上升的高度小于 500 m，并且中间要间歇 1 ~ 2 天，以便机体有一个缓冲适应时间。此外，提倡"高爬低睡"这种 穿梭往复、渐进上升的行进方式，也能使机体有效地适应缺氧环境。另 外，在地面低压氧舱模拟高原低氧环境，对要进入高原的人员进行适应性 训练，也能对抗缺氧对机体的影响。

3. 开展心理健康教育　高原心理健康教育主要是针对高原环境的特点、高原常见的心理反应、心理问题和心理障碍，向进入高原的人群开展普及心理知识和方法，以提高对高原环境的认识，了解高原环境对心理功能的影响，学会心理防护的方法和措施，预防和治疗心理障碍，从而维护其心理健康，提高环境适应能力。科学研究和工作实践都证明，良好的心理健康教育不但可以让人员树立良好的心态，促进个体对高原环境的适应，还可以减轻人员的高原反应，减少高原疾病的发生。

4. 进行自我情绪调节　进入高原的人员应学会情绪的自我调节，既可以更好地发挥良好情绪的功效，促进情绪对自身健康全面发展的积极影响，还可以避免情绪的消极影响，也可以在情绪平衡发展的基础上，保持愉快的心境，促进对高原环境的适应。具体的方法有：

（1）情绪调节：心理问题可以通过合理的情绪宣泄进行自我调节。有效调控自己的情绪的方法是"一吸、二离、三宣泄"。一是深呼吸。通过深呼吸调匀气息，减缓脉搏，避免不必要的生气。二是离开。就是将注意力暂离受到刺激的现场情景。三是宣泄。找到合理的方式进行不良情绪的宣泄。情绪调控的最佳方法就是学会宣泄。采取情绪调节的方法，保持愉快的情绪，使自己的主导心境处于乐观、开朗的状况。

（2）行为调节：研究证实，进行自我放松训练，能极大程度地减轻个体的焦虑、恐惧水平。目前，放松技术有很多种，如逐步肌肉放松、自发性训练、冥想和催眠等，在实践中它们的结果是类似的，只要达到消除紧张、焦虑，增进健康的目的即可。通过放松技术逐渐松弛全身各部位的肌肉组织，使周身上下消除紧张的应激，达到促进健康的目的。

5. 注重培养心理训练能力 要对抗高原环境对心理的影响，进行心理训练是一种有效的方法。一定的危险情况会引起人体的防御反射和定向反射，从而使人们充分调动机体的全部潜力去适应新的环境。处于这种状态的人思想活跃，能够正确地判断所发生的情况。如果认知状态良好，情绪表达合理，能使自己同所处的特定环境协调起来，就可以发挥出最大的潜力。但这种能力一般需要经过良好的心理训练获得。心理训练能够使人们产生较高的适应性心理活动水平，从而克服高原环境带来的心理问题。心理训练通常包括基础心理训练、针对性个体心理训练和团体心理训练。

6. 遵守良好的作息和平衡饮食 良好的作息有利于稳定情绪、舒畅精神、缓解疲劳、稳定心理。进入高原人员要保证充足睡眠，睡前用热水洗脚，保持卧室暖和，不要起床过早等措施都有助于提高睡眠质量，个别睡眠障碍的人可用适量镇静剂。足够的营养和能量供应在保持脑力、体力、防病等方面都是十分重要的。高原膳食以高碳水化合物、低脂、优质蛋白、多维生素和充分饮水为原则，初入高原宜清淡饮食，防止过饥过饱和进食刺激性食物。

7. 开展适度的体育锻炼 进入高原前适当的耐低氧训练能够提高心肺功能，增强神经系统应激反应和适应能力，促进和加速机体对高原环境的适应。进入高原避免过重过久体力劳动和过度疲乏，可以有效避免或减轻高原心理及生理反应。

8. 针对性开展心理干预工作 结合低压氧舱进行情境性模拟训练，让受试者体会缺氧条件下的心理变化、意识认知偏差，进而学会正确应付处理。另外，可进行放松训练、生物反馈和心理意象训练，使人们能够学会有意识地控制自体的心理生理活动，以达到降低机体唤醒水平，保持愉快心境，调整那些因紧张刺激而紊乱了的功能。心理训练对高原缺氧造成的心理功能下降有一定预防作用。其他手段，如认知治疗、行为疗法、精神分析和支持疗法等心理治疗技术以及心理咨询对高原环境所造成的心理问题都能起到一定作用。

（邢永华　刘辉琦　刘永年）

主要参考文献

[1] 张华耀，张彦雪，杨哲新，等. 习服高原与脱习服. 中国应用生理学 杂志，2012，28（1）：94-96.

[2] 李雪冰. 高原低氧适应与 EPAS1/HIF-2α 及 EGLN1/PHD2 的相关性. 医学综述，2014，20（3）：401-404.

[3] 张倩，官立彬. 血红蛋白与高原习服适应的研究进展. 重庆医学，2014，43（6）：753-757.

[4] 丁丽，柏维尧，柯涛. 高原低氧习服研究进展. 实用预防医学，2015，22（3）：379-382.

[5] 祁生贵，吴天一. 慢性高原病诊断标准及相关研究. 高原医学杂志，2015，25（4）：1-11.

[6] 王超臣，罗勇军. 促进高原习服与提高高原作业能力措施研究进展. 人民军医，2017（3）：316-319.

[7] 杜志琴. 高原卫生保健指南. 北京：人民军医出版社，2014.

[8] 崔建华，王福领. 高原卫生保健. 北京：人民军医出版社，2014.

[9] 许村和. 高原旅游健康必读. 北京：中国医药科技出版社，2011.

[10] 罗芳，刘兵. 部队急进高原卫生防病指南. 北京：人民军医出版社，2014.

[11] 中国保健协会，国家卫生计生委卫生发展研究中心. 健康管理与促进理论及实践. 北京：人民卫生出版社，2017.

[12] 田惠光，张建宁. 健康管理与慢病防控. 北京：人民卫生出版社，2017.

［13］邬堂春. 环境与精准预防. 上海：上海交通大学出版社，2020.

［14］陈大方. 精准健康管理. 北京：北京大学医学出版社，2020.

［15］田野. 病理生理学. 北京：人民卫生出版社，2020.

［16］冯正直，赵梦雪. 高原军事心理健康研究. 北京：科学出版社，2018.

［17］刘永年. 高原临床病理生理学. 北京：北京大学医学出版社，2021.